임신에서 출산 후까지
SPS 임산부 운동
Praha Spiral Stabilization

SPS 임산부 운동

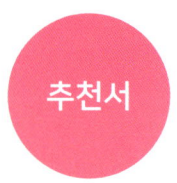

추천서

I applaud Mrs. Jungeun Kim for doing great job on her book.
It really shows what our method can do for pregnant women.

We first met her on July 16, 2014 when she arrived in Prague.
Since then, she has worked with me on all courses in Korea.

She herself worked with our method on her body and mastered exercise and manual techniques perfectly. In November 2016, she was on a monthly internship here, when we specified the treatment procedures.

Then she opened her own studio for the treatment of scoliosis, where she achieved perfect results. She teaches our method at universities mainly in the field of sports medicine.

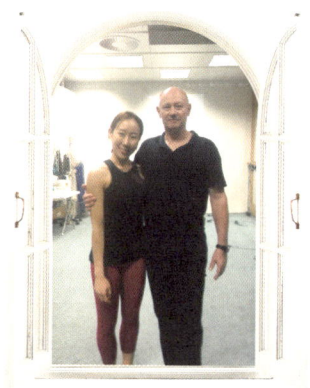

She used the exercises during her own pregnancy and ensured the good development of her baby and physiological childbirth.

We see it as the main pillar of our treatment and teaching for Korean together.

We would also like to thank the excellent organizational work of Davinch Academy.

Richard Dr. Smisek

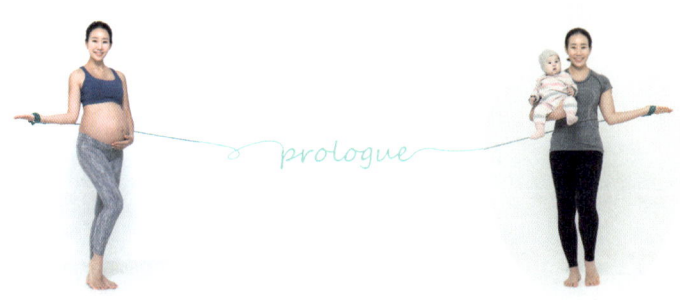

    임신과 출산이라는 힘든 과정을 겪으며 SPS 운동의 효과를 다시 한 번 느낄 수 있었습니다. SPS 운동을 강의하고 회원들을 지도할 때와는 다르게, 제 자신이 그 효과를 직접 느끼고 경험하게 되니 제가 배우고 가르치고 있는 이 운동에 대한 애정이 더욱 깊어졌습니다. 그러한 애정은 씨앗이 되었고, 출산과 육아라는 비바람을 겪으면서 싹트고 자라나, 어느덧 결실을 맺어 이 책을 펴내게 되었습니다.

    이 책에서 소개하는 SPS 운동은 건강한 임신과 출산, 출산 후 일상으로의 원활한 복귀를 원하는 분들에게 많은 도움을 줄 수 있습니다. 임신을 준비하는 일 년 전부터 건강한 신체를 만들 수 있는 가이드 라인을 제시하는 한편, 임신 중, 산모와 태아 모두 건강한 컨디션을 유지할 수 있도록 도와주는 동작들을 선별하였습니다. 물론 원활한 출산과 함께 빠른 회복을 도와줄 수 있는 동작들도 소개하기 위해 노력하였습니다.

    저는 이 운동을 통해 임신 전부터 가지고 있던 만성 허리 디스크로 인한 통증을 극복했습니다. 임신 중에는 흔한 허리통증 한번 겪지 않았습니다. 초산으로 자궁경부가 10cm 열릴 때까지 이어진 일곱 시간의 진통, 그 후 순산에 이르기까지의 시간 20분을 어떠한 약과 장치의 도움도 없이, 자연주의 철학에 따라 견디고 이겨낼 수 있었습니다.

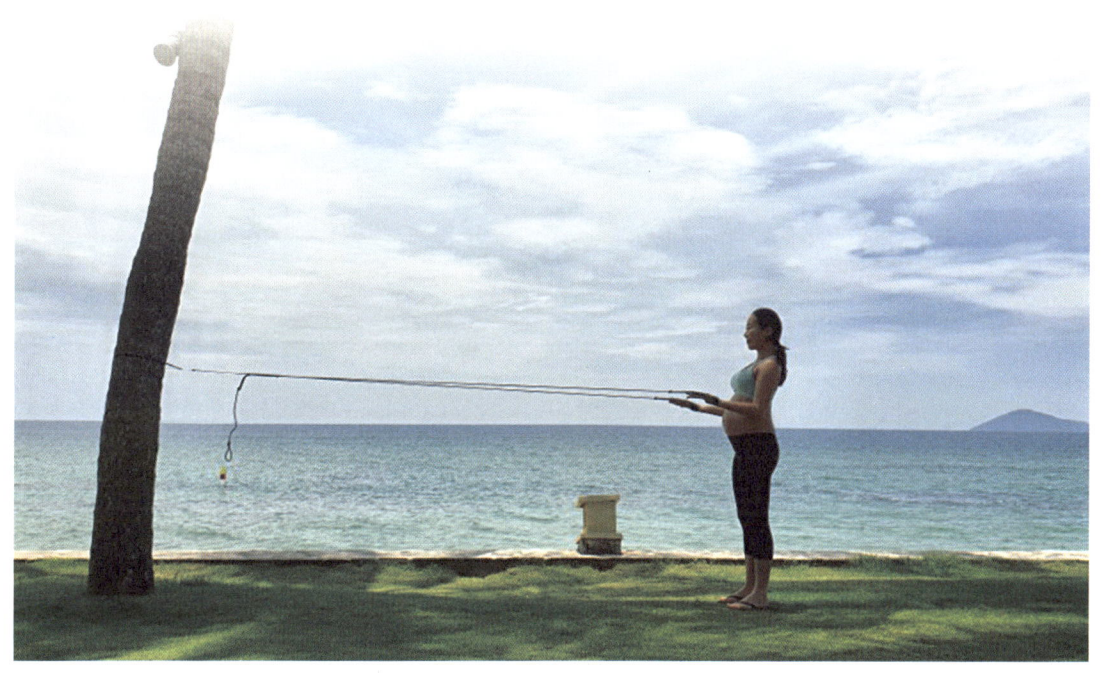

    출산 후에는 복부, 회음부를 비롯 전반적인 신체 컨디션의 회복속도가 매우 빨랐고, 모유수유 및 오랜 시간 아이를 안을 때 생길 수 있는 '체형 틀어짐'의 문제도 하루 10분의 SPS 운동으로 해결할 수 있었습니다.

    SPS 운동은 심플한 동작들로 구성되어 있으며, 작은 물병 하나를 들 수 있는 근력만 있다면 언제 어디서든 바로 시작할 수 있습니다.

    SPS 운동을 소개하는 저의 첫 번째 책이 모쪼록 임신과 출산, 육아로 고생하시는 모든 여성분들, 나아가 산전 산후 운동을 지도하고 계시는 트레이너 분들께 도움이 될 수 있었으면 좋겠습니다. 나아가 체코 프라하에서 처음 시작된 후, 유럽 전역에서 건강 운동으로서 인기를 끌고 있는 SPS 운동이 대한민국의 많은 분들에게 널리 알려지고, 평생 건강 지킴이로 활용되는 날이 오기를 바래 봅니다.

    책이 나오기까지 도움주신 모든 분들께 지면을 빌어 감사의 말씀 전합니다.

    감사합니다.

2020년 7월
김정은

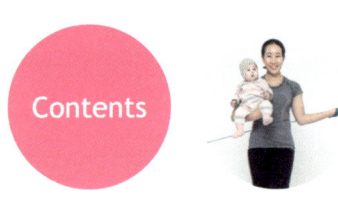

Contents

Part 1. Introduction ········ 11

1. SPS(Spiral stabilization)운동이란?   12
   1) 소개   12
   2) SPS 임산부 운동   13
   3) 근육 체인(Muscle Chain)   15
   4) 보행   19

2. SPS운동 도구   21
   1) SPS운동 도구   21
   2) SPS 밴드 사용법   23

Part 2. SPS 임산부 운동 ········ 27

- SPS 임산부 운동의 주기 별 가이드라인   28

1. 임산부의 바른 자세   29
   1) 임신과 체형의 변화   29
   2) 바른 자세의 중요성   33
   3) 바른 자세 만들기   39

2. 임산부의 근육과 자세와의 관계   42
   1) 복부 근육 강화하기   42
   2) 허리 근육의 이완과 스트레칭   42
   3) 등 근육 강화와 가슴 근육 스트레칭   43
   4) 대둔근 강화와 고관절 굴곡근 스트레칭   43
   5) 머리를 바른 축으로 세우기   44
   6) 골반기저근의 강화와 이상근 스트레칭   44
   7) 올바른 보행 운동   44

3. 임산부 호흡법　45
　　1) 임산부 호흡의 이점　45
　　2) 임산부 호흡법 연습하기　46
　　3) 진통 시 호흡법　47
　　4) 분만 시 호흡법　48

4. 골반기저근　49
　1) 골반기저근　49
　2) 골반기저근 운동　51

Part 3. Exercise　55

- 운동 시작 전 Check point : 3 Point Power　56
- 임산부의 나선형 근육 체인(Spiral Muscle Chain)　57
- SPS 기본동작 이야기　60

1. 임신초기(0~12주/1~3개월) 운동　66

2. 임신중기(13~28주/4~7개월) 운동　76

3. 임신후기(29~40주/8~10개월) 운동　92

4. 산후 운동　106
　　1) 복직근 이개　107
　　2) 복직근 이개 확인법　107
　　3) 산후에 피해야 할 운동　118

5. 그 밖의 운동 및 스트레칭　126

Part 4. 주기별 운동법 한눈에 보기　131

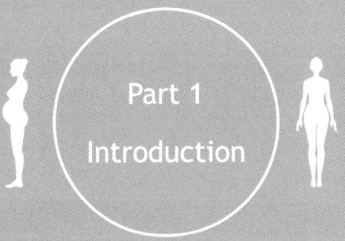

Part 1 Introduction

1. SPS(Spiral Stabilization)운동이란?
1) SPS운동 소개
2) SPS 임산부 운동
3) 근육 체인(Muscle Chain)
4) 보행

2. SPS운동 도구
1) SPS운동 도구
2) 밴드 사용법

1. SPS (Spiral Stabilization) 운동이란?

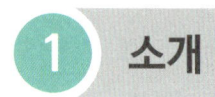 소개

SPS 운동은 1979년 체코의 정형외과 의사 리차드 스미섹 Richard Smisek 박사에 의해 만들어진 혁신적인 운동법 입니다. 원래는 다양한 척추 질환을 가진 환자들의 통증 완화와 기능 회복을 위해 개발되었지만, 점차적으로 체형교정, 임산부의 산전 산후 관리, 선수들의 재활, 노인 건강에 이르기 까지 다양한 분야에서 그 유용성을 인정받고 있습니다.

독일, 영국, 프랑스, 이탈리아, 스페인, 폴란드, 스웨덴, 핀란드, 러시아, 루마니아, 헝가리, 노르웨이, 슬로바키아 등 인간 본연의 자연스러운 움직임을 통한 보존적 치유를 지향하는 유럽 여러 나라들에서는 다양한 연령대의 일반인들과 엘리트 체육 선수들의 재활 및 기능 향상을 위한 생활 체육으로 SPS 운동을 활용하고 있습니다. 특히 독일에서는 척추질환 환자의 재활과 임산부의 산전 산후 관리목적으로 SPS 운동을 활용할 경우, 의료보험이 적용되어 많은 환자들이 혜택을 받고 있습니다.

제가 SPS 운동을 만나게 된 것은 다빈치아카데미팀(김성열대표님, 김선기팀장님)과 함께 유럽의 재활, 스포츠 클리닉을 견학하고, 그곳에서 진행되는 다양한 근골격계 재활운동 프로그램들에 대해 연구했던 2014년 여름이었습니다. 한국에 유학 온 독일 물리치료사에게 SPS에 대해 소개받았던 것이 계기가 되어 유럽 일정의 마지막 코스로 체코를 방문하기로 한 일행은 아우토반으로 여섯 시간을 넘게 달려 박사님이 계신 프라하에 도착할 수 있었습니다.

지친 몸으로 박사님이 계신 클리닉에 처음 들어섰을 때의 설레임은 지금도 잊혀지지 않습니다. 비록 늦은 밤이었지만 본인의 치료 컨셉에 관심을 가지고 아시아에서 찾아온 이방인들을 환대하던 박사님의 환한 웃음은 매우 인상 깊었습니다. 본인의 치료실을 비롯한 클리닉 구석구석을 소개하며 보여주는 SPS 운동에 대한 열정은 당장이라도 침대에 드러눕고 싶었던 피로를 잊혀지게 할 정도로 강렬했습니다. 그렇게 저와 SPS 운동과의 인연은 시작되었습니다. 아시아 최초로 스미섹 박사님께 사사를 받은 것은 물론, 사정이 허락할 때 마다 체코로 날아가 현지 워크샵에 참여하고 한국에서는 정기적으로 SPS 운동을 교육해오고 있습니다.

아무리 좋은 운동이라도 시간과 장소의 제약이 있어 꾸준히 실행하지 못한다면 원하는 효과를 얻을 수 없습니다. 반면 SPS 운동은 특별한 기구가 필요하지 않아 장소의 제약이 없습니다. 또한 복잡하지 않은 동작으로 구성되어 있기 때문에 남녀노소 누구라도 쉽게 따라 하고 익힐 수 있습니다.

그런 측면에서 신체적, 정신적 제약이 큰 임산부에게 SPS 운동이 가지는 의의는 매우 큽니다. SPS 운동은 철저하게 치료와 재활을 위해 개발된 운동이지만 꾸준히 실행한다면 임신 및 출산전의 아름다운 몸매로 회복시켜 주는 데에도 뛰어난 효과를 발휘할 것입니다.

2 SPS 임산부 운동

현재 많이 알려진 임산부 운동으로는 요가, 필라테스, 발레 학원 등에서 진행하는 임산부 관련 프로그램들이 있습니다. 이러한 운동프로그램들과 SPS 운동의 가장 큰 차이점은 SPS 운동은 서서 하는 동작이 기본자세라는 점 입니다. 눕거나 엎드리고 몸을 기울이는 동작은 전혀 없습니다. 임산부에게는 서서 하는 운동이 가장 좋으며, 이는 척추에 무리를 주지 않으면서 혈액 순환이 잘 될 수 있도록 도와주는 역할을 합니다. 혈액 순환의 불균형은 임산부에게 나타나는 많은 질환들의 원인이 될 수 있기 때문에 임신기간 중 신경 써야 하는 중요한 이슈라고 해도 과언이 아닙니다.

SPS 운동은 각각의 동작 마다 인체의 수직 중심축을 유지하면서 실행합니다. 이런 특성 때문에 임산부에게 바른 자세를 만들어 주며, 이는 임신 기간 동안 생 길 수 있는 모든 근골격계 질환으로 인한 통증(요통, 목 어깨 통증, 무릎통증, 골반통증 등)들을 완화시켜줄 수 있습니다. 또한 임산부의 소화불량, 부종, 역아, 배 뭉침, 근육경련 예방에도 도움을 줍니다. 이러한 증상들의 치유 원리는 뒤에 나오는 임산부 운동 파트에서 더욱 자세하게 설명하도록 하겠습니다.

대부분의 전문가들이 임산부들에게 걷기 운동을 많이 추천하는데, 실제로 임산부에게 걷기 운동은 매우 큰 도움이 됩니다. 그러나 잘못된 걷기 운동은 오히려 척추와 근육에 악영향을 끼쳐 임산부의 신체에 무리를 줄 수 있습니다. SPS 운동의 모든 동작들은 임산부가 올바른 보행을 할 수 있도록 도와줄 수 있는 움직임들로 구성되어 있습니다. 결과적으로 임산부가 관절에 무리 없이 바르게 걸을 수 있는 컨디션을 만들어 줍니다.

또한 SPS 운동은 매 동작마다 길게 들이마시고, 내쉬는 호흡을 천천히 여러번 반복 하기 때문에 진통과 분만에 필요한 호흡을 미리 연습할 수 있는 장점도 있습니다. SPS 운동의 모든 동작은 우리 몸에 코르셋 역할을 하는 근육을 만들어줍니다. 이것을 '근육 코르셋(Muscle Corset)' 이라고 부르는데, 이는 자궁이 하강하는 것을 막아 회음부와 복부의 늘어짐을 예방하여, 산후 요실금과 복직근 이개를 회복하는데 매우 큰 도움을 줍니다.

이러한 장점들과 더불어 SPS 운동은 최종적으로 수월한 출산과 출산 후의 빠른 신체 회복을 가능하게 해줍니다. 더 나아가 임신을 계획중인 여성뿐 아니라 남성에게도 임신이 될 수 있는 건강한 몸 상태를 만드는데 도움을 주기 때문에 임신과 출산이라는 과정 속에서 매우 중요한 운동으로 자리매김 할 수 있을 것 입니다.

3 근육 체인(Muscle Chain)

SPS 는 Spiral Stabilization의 약자로 나선형 안정화를 의미 합니다. 나선형 안정화가 무엇이고 또 이것을 이용한 운동이 어떤 원리로 우리 몸에 작용되는지 이해하려면 신체를 구성하고 있는 다양한 근육들의 연결에 대한 인식이 필요합니다. 우리가 무의식적으로 움직이는 동작 하나하나까지도 해부학적으로 보면 개별 근육들이 따로따로 움직이는 것이 아닙니다. 머리부터 발끝까지 연결된 개별 근육들이 동시에 수축하면서 움직이는 것입니다. 이러한 개별 근육들의 연결을 '근육 체인(Muscle Chain)'이라고 부르는데 SPS 운동에서는 이를 크게 '나선형 근육 체인(Spiral muscle chain)'과 '수직 근육 체인(Vertical muscle chain)' 으로 구분합니다.

[그림1]의 '나선형 근육체인'은 우리 몸의 동적 안정성(Dynamic Stability)을 만들어 주며, 크게 광배근, 중·하부 승모근, 전거근, 대흉근 등의 단일 근육이 연속적으로 연결된 구조입니다. 또한 '수직근육 체인'은 우리 몸의 정적 안정성(Static stability)을 만들어 주며 크게 척추기립근, 복직근, 요방형근, 장요근 등이 연결되어져 있습니다.

우리의 몸은 '나선형 근육 체인'과 '수직 근육 체인' 이 번갈아 가면서 활성화될 때 비로소 움직일 수 있게 됩니다. 우리가 움직일 때, 특히 걷거나 달리기를 할 때에는 '나선형 근육 체인'이 우리의 몸을 안정화 시켜줍니다(동적 안정성). 이 근육 체인의 수축은 어깨와 팔을 몸의 뒤 쪽 방향으로 움직일 때 시작되며, 복부와 허리를 안정화 시켜줍니다. 이때 우리의 몸에는 위로 늘어나는 힘이 작용하는데, 이것이 척추에 견인력을 형성해 주어 추간판과 관절의 압력을 완화시켜 줍니다. 이를 통해 척추 사이의 디스크에 영양 및 산소 공급이 원활해지고, 결과적으로 디스크의 재생 및 치료가 가능해 집니다. 또한, 나선형 근육 체인의 활성화를 통

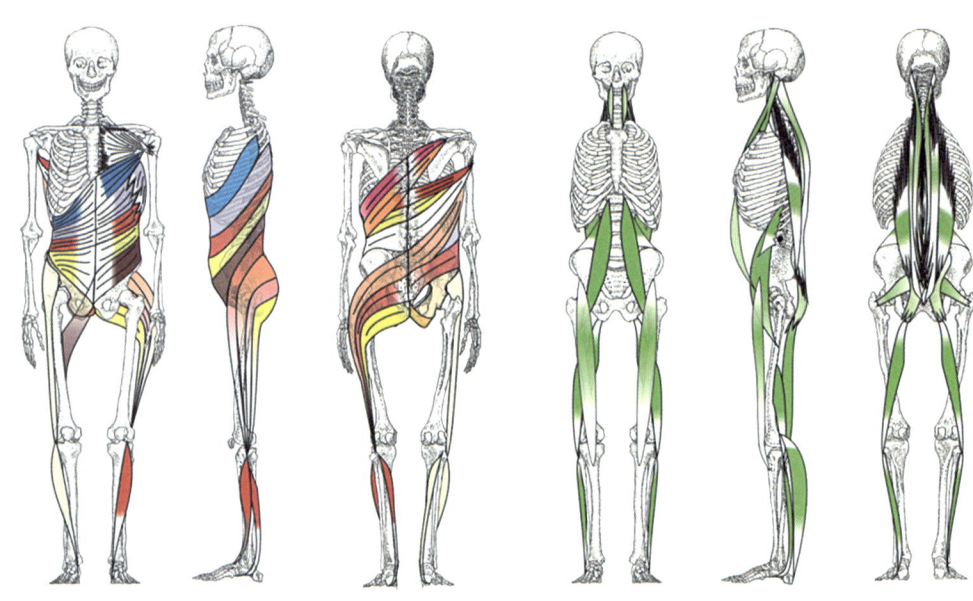

나선형 근육 체인　　　　　　　　수직 근육 체인
(Spiral Muscle Chain)　　　　　(Vertical Muscle Chain)

[그림1] 근육 체인(Muscle Chain)

해 척추는 지속적으로 신체의 중앙 축을 따라 정렬하게 되는데, 이를 통해 최적의 척추 움직임이 가능해 집니다.

　반대로, 우리 몸을 움직이지 않은 채, 가만히 앉아 있거나 서 있을 때에는 '수직 근육 체인'이 활성화되어 우리의 몸을 안정화시켜 줍니다(정적 안정성). 하지만 '수직 근육 체인'의 '과도한 사용'은 척추를 압박시키고 척추 재생의 기능을 막게 됩니다. 장시간 앉아있거나 서있는 시간이 많아지면서 '수직 근육 체인'의 긴장이 증가하기 시작하면, 우리의 몸은 움직일 때에도 '나선형 근육 체인'이 아닌 '수직 근육 체인' 만을 사용하게 됩니다. [그림2]와 같이 수직근육의 '과도한 긴장'은 척추와 그 사이의 디스크를 압박하여, 목, 허리 등에 발생하는 근골격계 통증의 원인이 되기도 합니다.

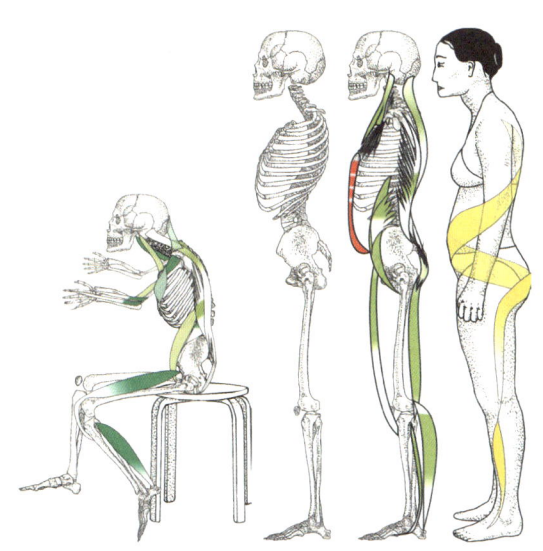
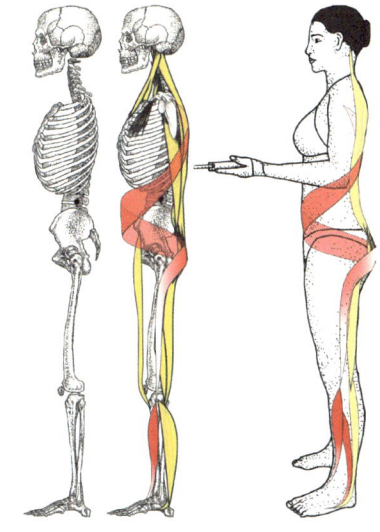

허리통증의 원인
- 수직체인의 강화
- 나선형체인의 약화

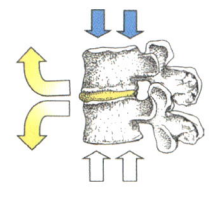

허리통증의 치료
- 치료수직체인의 이완
- 나선형체인의 강화

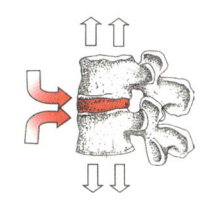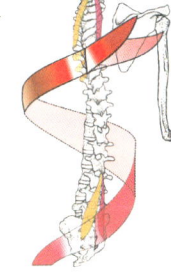

[그림2] 수직 근육 체인
(Vertical Muscle Chain)

[그림3] 나선형 근육 체인
(Spiral Muscle Chain)

 일반적으로 우리 몸에서 움직임이 일어날 때에는, 두 개의 근육이 쌍으로 작용을 합니다. 수축의 역할을 하는 주동근과, 그와는 반대로 이완을 하는 길항근이 그것입니다. 주동근과 길항근의 유기적인 상호작용이 있어야 최적의 움직임이 가능해 집니다. 주동근이 활성화될 때 반대편의 길항근은 억제되는 기전을 '상호 억제 작용(Reciprocal Inhibition)'이라고 부릅니다.

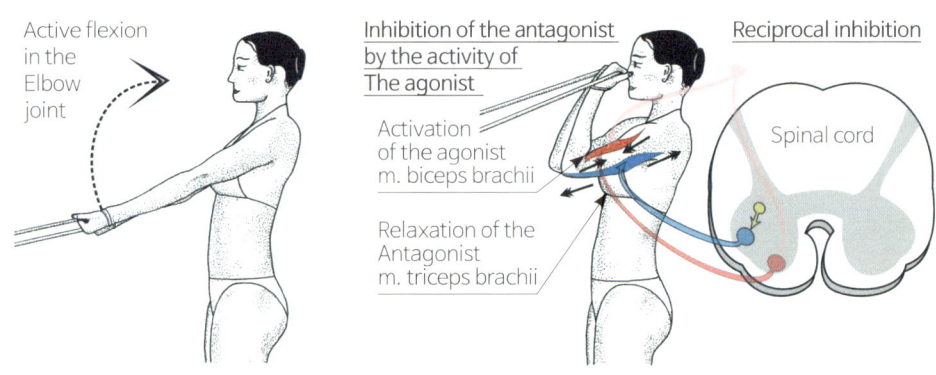

[그림4] 상호 억제 작용(Reciprocal Inhibition)

예를 들어 [그림4]와 같이 우리가 이두박근(Biceps) 운동을 할 때 이두박근은 수축이 되는 주동근, 반대편에 있는 삼두(Triceps)근육은 이완이 되는 길항근으로 작용합니다.

마찬가지로 춤을 추거나, 각종 스포츠 활동을 할 때와 같이 우리의 몸이 운동을 할 때에도 전신에 걸친 '상호 억제 작용'이 나타납니다. 우리가 몸을 제대로 움직이기 위해서는 주동근으로 '나선형 근육 체인'이 활성화되고, 반대되는 길항근으로 '수직 근육 체인'은 이완되어야 합니다. 이것이 바로 SPS 운동의 핵심원리입니다.

SPS 운동은 '나선형 근육 체인'을 강화시켜 우리가 최적으로 몸을 움직일 수 있게 해줍니다. 건

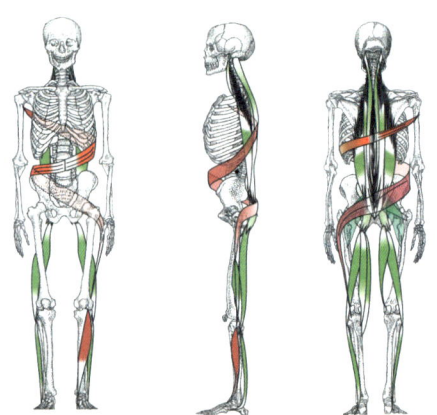

[그림5] 나선형과 수직 근육 체인의 상호 억제 작용

강하게 통증 없이 살아가기 위해서는 '수직 근육 체인'이 '과 긴장' 된 상태로 있어서는 곤란합니다. '나선형 근육 체인'과 '수직 근육 체인'이 번갈아 가면서 유기적으로 반응할 때, 우리는 우리의 몸을 원하는 대로 건강하게 잘 사용할 수 있게 되는 것입니다.

4 보행(Gait)

올바른 보행에서는 '나선형 근육 체인'과 '수직 근육 체인'의 '상호 억제 작용'이 제대로 구현되어 나타납니다. 보행 시, 첫발을 딛고 안정적으로 서있을 때 '수직 근육 체인'이 우리의 몸을 안정화 시켜주고, 팔 다리를 바꾸면서 움직일 때에는 '나선형 근육 체인'이 우리의 몸을 안정화 시켜 줍니다.

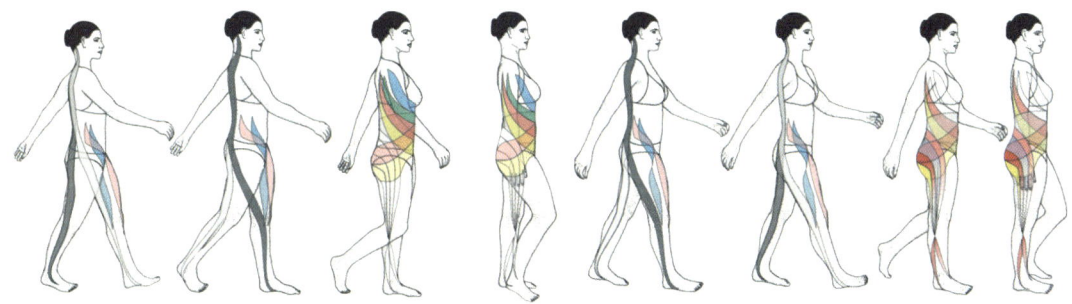

[그림6] 보행 시 근육 체인의 작용

실제로 걸으면서 요추 부위 척추기립근에 손을 대보면 근육이 긴장되었다 풀렸다 하는 것을 느낄 수 있습니다. 하지만 허리에 문제가 있거나 자세가 틀어진 사람들은 척추기립근에 힘이 풀리지 않고 수직근육만 계속 긴장이 되는 것을 느낄 수 있습니다.

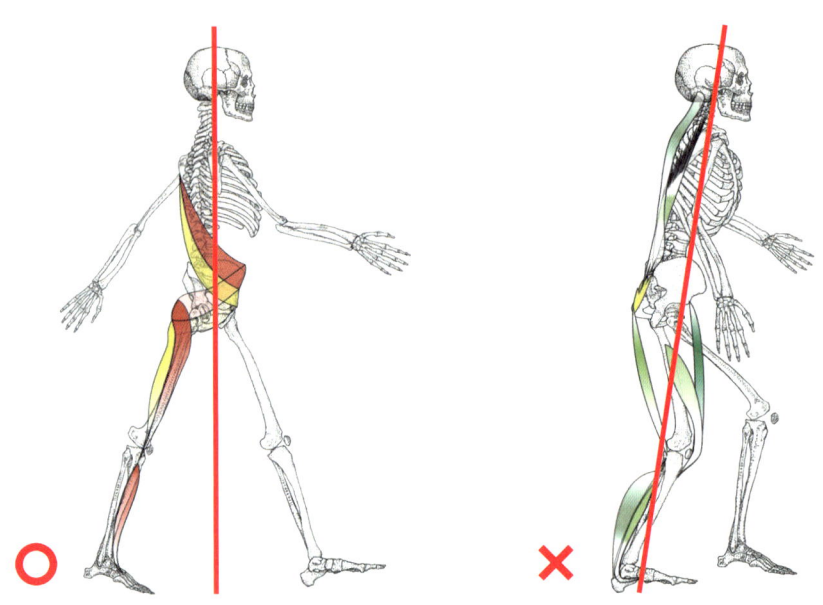

올바른 보행을 하기 위해서는

첫째로, 몸통을 신체의 수직 축 선 상에 맞춰 바르게 세워야 합니다. 앞이나 뒤로 몸통의 축이 기울게 되면 수직근육이 긴장되면서 허리에 부하를 줄 수 있습니다.

둘째로, 어깨와 골반의 신전 움직임이 충분히 이루어져야 합니다. 이를 위해, 어깨는 팔을 앞뒤로 움직이며 흉근은 이완시키고 광배근은 강화시켜야 합니다. 골반은 중립으로 세운 상태에서 고관절 굴곡근의 신전과 대둔근의 강화가 이루어져야 합니다.

마지막으로 어깨와 골반의 움직임이 서로 반대방향으로 움직여야 합니다.

2. SPS운동 도구

 SPS운동 도구

SPS 밴드

SPS운동에서 메인으로 사용되는 탄성이 있는 밴드로 약 0.5~5kg까지 강도 조절이 가능합니다.

일반 밴드와 다르게 쉽게 끊어지지 않는 특수한 재질로 되어 있으며 손과 발에 끼우고 운동할 수 있도록 되어 있습니다.

손잡이는 운동 시 손이 긴장하지 않고 모든 동작을 수행 할 수 있게 되어있으며, 발에 끼우고 사용 할 때에는 발의 아치부분을 인지시키고 활성화 시켜주는 역할을 해줍니다.

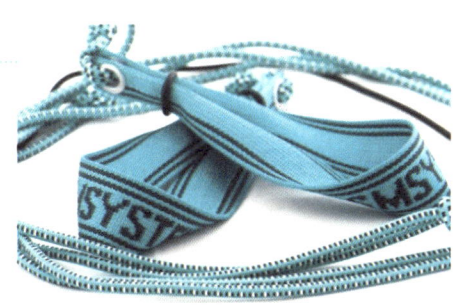

SPS 스틱

보행운동 연습을 할 때 사용됩니다.

견갑대와 팔 움직임의 연장선 역할을 도와주며 신체를 지지하고 발란스를 잡아주는 역할을 합니다.

팔과 다리의 반대 움직임의 최대 협응성을 만들어주며, 어깨와 골반의 반대 회전을 도와 보행 연습을 최적화 시켜줍니다.

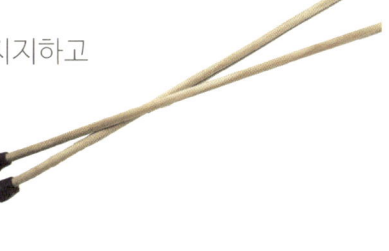

SPS 패드

무릎을 대고 스트레칭 동작을 수행하거나 발란스 기능을 도울 때, 또는 보행 동작을 할 때 사용됩니다.

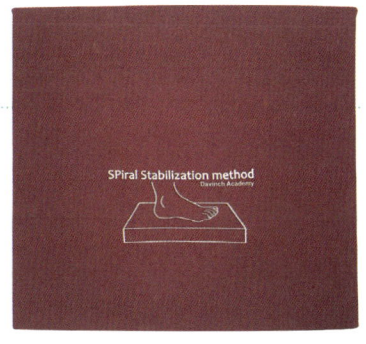

무지외반 교정 밴드

무지외반증이 있는 사람은 무지외반 밴드를 착용하여 SPS운동을 수행할 때 교정 효과를 볼 수 있습니다. 오른쪽과 왼쪽 발 각각 따로 착용할 수 있으며, 세 가지 사이즈(S, M, L)로 구성되어 있습니다.

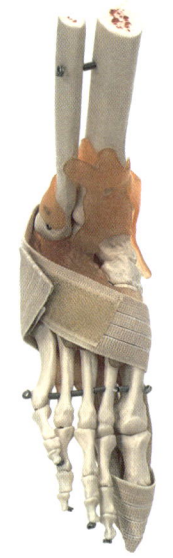

SPS 척추모형

Smisek 박사님이 직접 제작한 것으로 척추모형에 근육과 근육 이름이 표시되어 있으며, 해부학적 이해를 쉽게 도와줍니다.

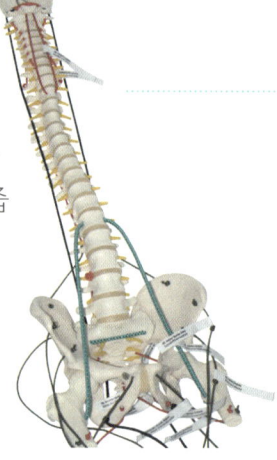

SPS 서적 및 DVD

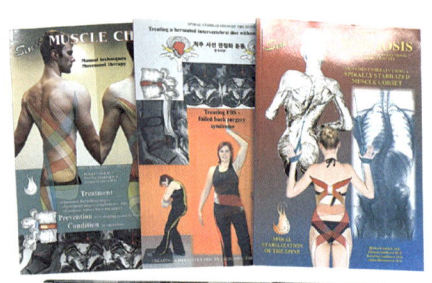

근육 체인(Muscle Chain), 척추측만증(Scoliosis), 추간판 탈출증(FBS) 치료 등 Smisek 박사님이 직접 쓴 SPS 서적이 있으며, 현재 Scoliosis, FBS 등은 다빈치아카데미에서 번역본이 출판되었습니다.

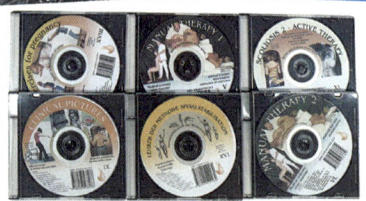

② SPS 밴드 사용법

• 손 그립 방법

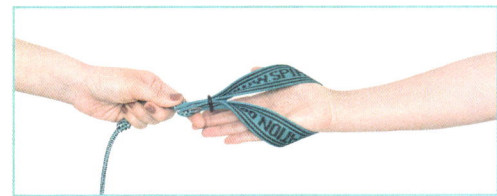 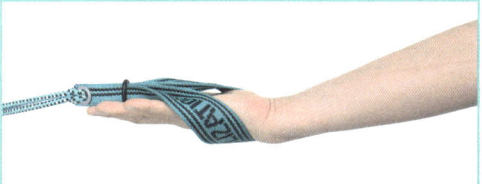

- 밴드에 쓰여진 글씨가 보이도록 하여 손을 넣습니다.
- 그립이 손목에 걸쳐지도록 하며, 손은 항상 이완된 상태가 되어야 합니다. 절대로 주먹을 쥐거나 손에 힘이 들어가지 않도록 합니다(손의 긴장은 목, 어깨의 긴장을 만듭니다).
- 손의 크기에 따라 빠지지 않도록 검정색 고리로 조절이 가능합니다.
- 밴드를 거는 위치는 팔꿈치 높이를 기본으로 합니다.

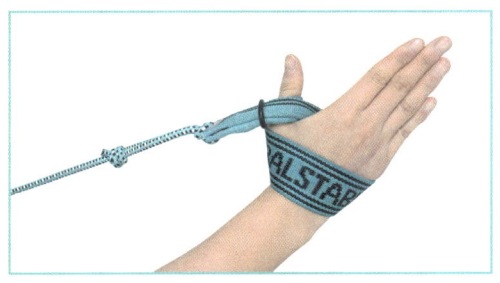 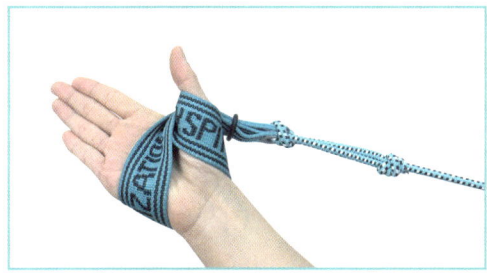

- 엄지와 검지 사이에 걸어주는 그립 방법으로 손바닥을 펴서 긴장이 되지 않도록 합니다.

• 발 그립 방법

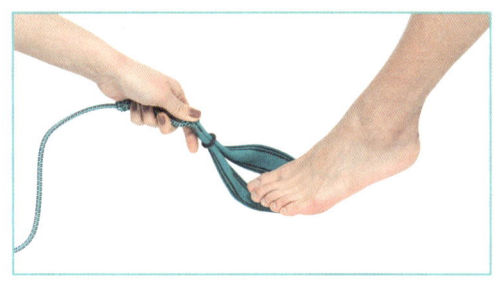

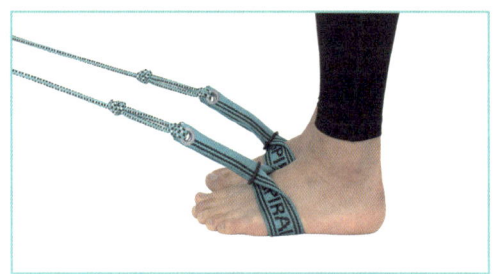
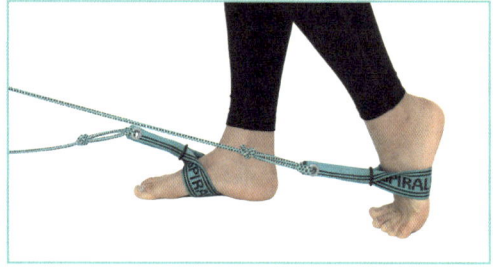

- 손 넣을 때와 반대로 밴드에 쓰여진 글씨가 보이지 않는 부분으로 발을 넣습니다.
- 발 아치에 고정하고 검정색 고리를 발등까지 밀어줍니다.

"

현대인들은
걷고, 뛰고 운동하는 것보다
의자에 앉아 생활하는 라이프 스타일에
더 익숙합니다.
그러한 좌식 생활과 더불어
잘못된 자세 및 습관, 운동 부족, 스트레스 등은
다양한 척추 질환을 야기 합니다.
척추 질환으로 고생하고 있는
대부분의 현대인들은
수직 근육라인이 과도하게 활성화
되어있는 것을 발견할 수 있습니다.
그들에게 필요한 것은
경직된 수직 근육 체인을 이완시키고
활성화되지 않은 사선 근육 체인을
강화시키는 것입니다.

"

– Richard Smisek, M. D.
– In Praha Cezch

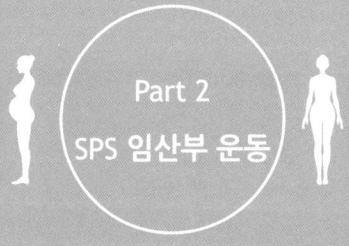

Part 2
SPS 임산부 운동

- SPS 임산부 운동의 주기 별 가이드라인

1. 임산부의 바른 자세
　　1) 임신과 체형의 변화
　　2) 바른 자세의 중요성
　　3) 바른 자세 만들기

2. 임산부의 근육과 자세와의 관계

3. 임산부 호흡법
　　1) 임산부 호흡의 이점
　　2) 임산부 호흡법 연습하기
　　3) 진통 시 호흡법
　　4) 분만 시 호흡법

4. 골반기저근 운동
　　1) 골반기저근
　　2) 골반기저근 운동 연습하기

SPS 임산부 운동의
주기별 가이드라인

 임신 전
- 임신 계획 1년 전부터 운동을 시작해야 합니다.
- 건강하게 임신 할 수 있는 몸 상태를 만드는 것이 주 목적이 되어야 합니다.

 임신 중
- 임신기간 중 초기, 중기, 후기 모두 운동을 수행하도록 합니다(임신을 했다는 것을 안 순간부터 시작해도 전혀 무리가 없는 운동으로 초기에도 충분히 운동이 가능합니다).
- 천천히 제한된 힘과 범위 내에서 호흡과 함께 운동을 합니다.

 출산 후
- 임신 전 컨디션으로 돌아가는 것을 목표로 합니다.
- 점차적으로 운동강도와 탄성밴드의 강도를 높여줍니다.

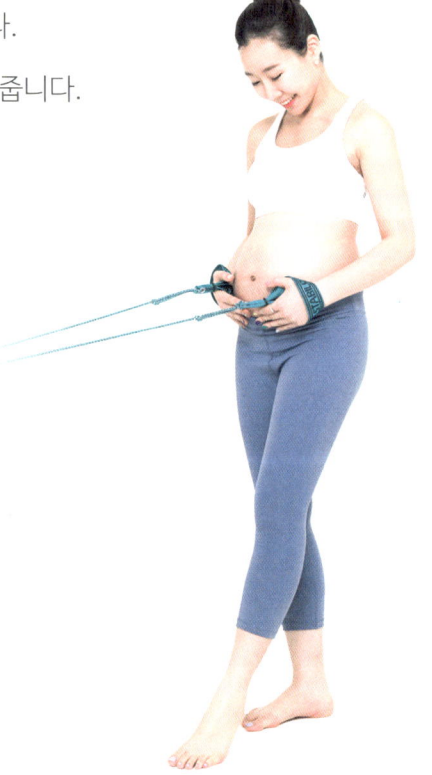

1. 임산부의 바른 자세

 임신과 체형의 변화

    일반적으로 임산부는 임신 기간 중에 육체적, 정신적으로 여러 가지 변화를 경험하게 됩니다. 체중 증가, 자궁 비대를 비롯하여 비뇨기관, 심혈관계, 호흡계, 근골격계는 물론, 호르몬, 대사조절 및 감정 등에도 다양한 변화가 발생합니다. 특히 자궁의 사이즈가 커지기 시작하면서 발생하는 그 주변 기관의 변화는 매우 극적으로 진행됩니다. 골반의 인대가 늘어나고 주변 내장기관들의 위치가 바뀌면서 호흡기관, 소화기관, 비뇨기관 등의 기능이 떨어지기 시작합니다.

    아래의 그림처럼 횡격막이 상방으로 이동하면서 흉곽이 커지고 산소소비량이 증가하며, 이로 인해 숨이 가빠지고 호흡 곤란이 오는 경우도 생기게 됩니다. 이 때문에 임산부는 출산일이 가까워 질수록 대화를 하는 것과 같은 일반적인 상황에서도 숨이 차는 것을 경험하게 됩니다. 소화기관 또한 위로 눌리게 되면서 임신기간 내내 소화불량, 매스꺼움 등을 겪기도 합니다. 아래로는 대장이 눌리면서 변비가 생기는 경우도 있으며, 특히 방광이 눌리면서 소변이 자주 마려운 것은 매우 흔한 증상입니다.

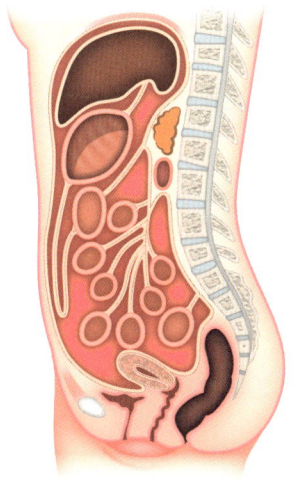 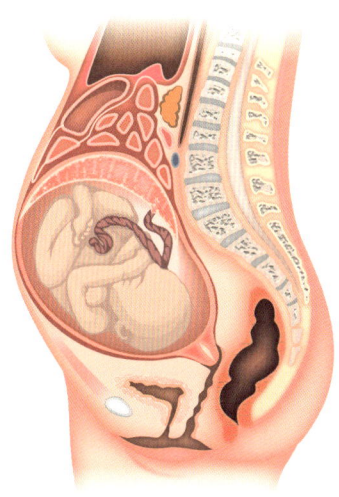

[그림7] 임산부의 내장기관 변화

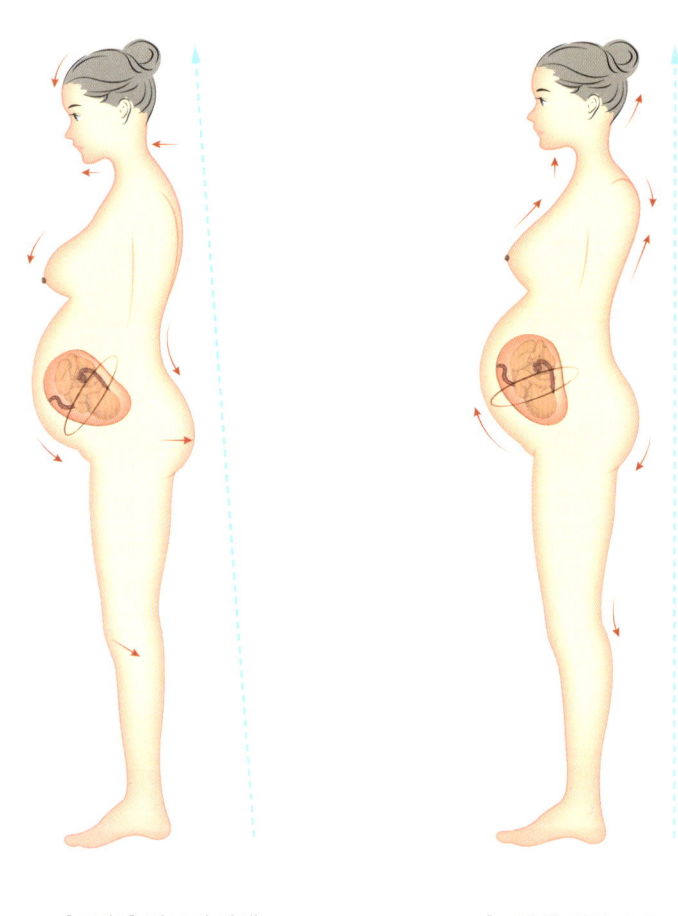

[그림8] 잘못된 자세 　　　　[그림9] 바른자세

임산부의 바른 자세는 순산을 도와줄 뿐만 아니라,
임신과정 중 생기는 여러 가지 근골격계 통증 및
불편함 들을 완화시켜 줍니다.

또한, 임신 중에 배가 불러 올수록 체형, 즉 몸의 형태와 구조가, 바르지 못한 상태로 변하게 되는데 이것이 통증이나 근골격계 질환을 일으키는 원인이 될 수 있습니다.

임산부에게 가장 대표적으로 나타나는 체형은 [그림8]과 같은데 이를 일명 후만증-전만증(Kyphosis-lordosis) 이라고 합니다.

상체에서는 어깨가 말리고 등이 구부정해지는 현상이 주로 나타나는데 이것을 흉추의 후만(Kyphosis) 이 증가한다고 말합니다. 가슴이 커지고 배가 불러오면 흉추 후만은 더욱 증가하게 되는데, 이는 등과 어깨 통증의 원인이 될 수 있습니다. 더 나아가 머리가 앞으로 빠지기 시작하는 거북목 자세가 나타나게 되면 목의 추간판탈출증, 흉곽출구증후군 등과 같은 근골격계 질환을 일으킬 수 있습니다.

하체에서는 배의 무게로 인해 골반이 앞으로 기울어지는 증상이 나타납니다. 골반에 연결된 요추는 앞으로 꺾이고 엉덩이가 뒤로 빠지면서 요추 전만(Lordosis)이 생기게 됩니다. 요추 전만으로 척추기립근이 과 긴장 되면, 척추를 압박해 골반과 허리 통증이 생길 가능성이 커집니다.

태아가 자라날수록 늘어나는 배의 무게 때문에 임산부의 무게 중심은 앞으로 기울어 지게 되는데, 인체의 중심 축이 앞으로 기울게 되면 이 또한 몸 뒤쪽에 있는 목, 어깨, 허리 근육들의 긴장을 야기합니다.

이러한 자세의 바르지 못한 변형을 바르게 하기 위해서는 [그림9]와 같은 자세를 유지할 수 있어야 합니다. 신체의 중심축이 앞이나 뒤로 기울어진 것이 아닌 수직을 이루어야 하며, 이를 위해서는 바른 자세를 유지시켜주는 근육들을 강화시키고 단축된 근육들은 이완시켜줘야 합니다.

말린 어깨와 거북목을 예방하기 위해서는 어깨를 펴는 등 근육을 길러야 하며, 골반의 전방경사를 막기 위해서는 복부 근육과 엉덩이 근육을 강화해야 합니다. 반대로 단축된 흉근과 고관절 굴곡근, 척추기립근, 햄스트링, 종아리 근육 등은 이완시켜줘야 합니다.

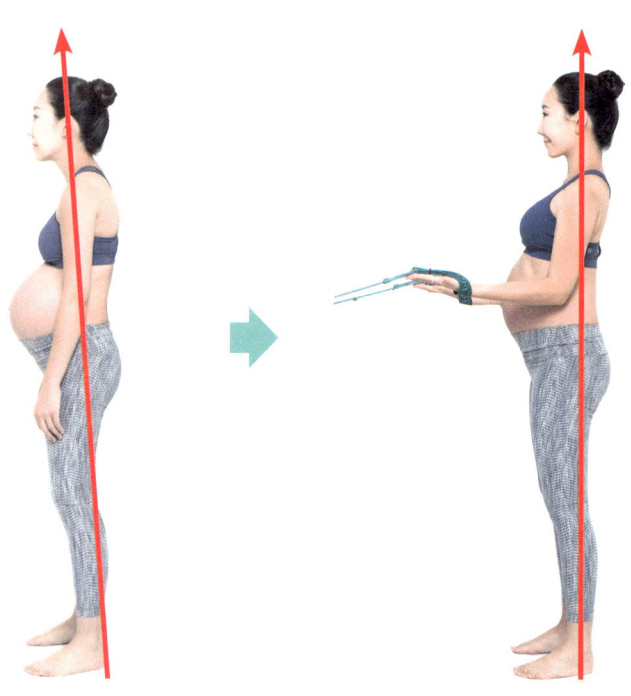

[그림10] 바른자세를 만드는 SPS운동 동작

    임신기간 중 나타나는 대부분의 근골격계 통증은 바르지 못한 자세에서 시작된다고 해도 과언이 아닙니다. 올바른 자세가 어떤 것인지 왜 중요한지를 인지하고 SPS 운동을 꾸준히 수행한다면 산모와 태아 모두 건강해지고 순산을 하게 될 것입니다.

2 바른 자세의 중요성

(1) 태아의 위치

임신으로 인해 바뀌는 임산부의 체형은 태아에게도 영향을 줍니다. 엄마의 체형이 변화하면서 자궁 내에 있는 '태아의 위치' 즉 포지션도 바뀔 수 있기 때문입니다.

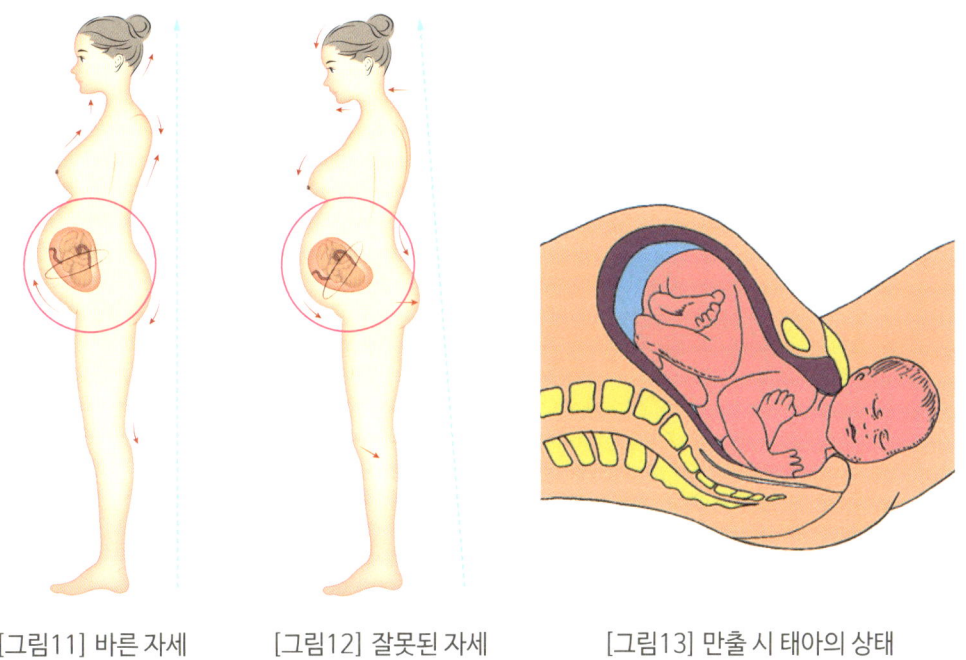

[그림11] 바른 자세　　　[그림12] 잘못된 자세　　　[그림13] 만출 시 태아의 상태

[그림11]과 같이 임산부의 자세가 바르다면, 태아는 자궁 내에서 정상적인 위치를 유지하면서 성장할 수 있습니다. 또한 바른 자세는 출산 시에 태아가 빠져 나오기 쉬운 이동 통로를 만들어 주기 때문에 순산에도 큰 도움이 됩니다.

[그림12]와 같이 잘못된 자세는 허리가 앞으로 꺾이고 배가 아래로 처지면서 척추기립근을 단축시킵니다. 이것은 배 속 태아의 자유로운 움직임을 막기 때문에 '역아'가 될 확률이 높아집

니다. 또한, 분만 시 태아의 이동을 방해해 분만시간을 늦출 수 있습니다. 분만시간이 늦어지면서 태아에게 산소와 혈액공급이 원활하게 이루어지지 않으면, 심한 경우 태아의 척추와 뇌 손상까지 야기할 수 있습니다. 물론 산모도 더 큰 통증과 조직 손상으로 고생할 수 있습니다.

(2) 내장기관과 혈액순환

바른 자세와 척추의 정렬은 밀접한 관계가 있습니다. 우리의 몸은 척추의 정렬이 중립상태를 유지하고 있어야 올바르게 서 있을 수 있습니다. 한편 척추에는 그 부위에 따라 [그림14]와 같이 내장기관을 다스리는 신경들이 각각 분포하고 있습니다.

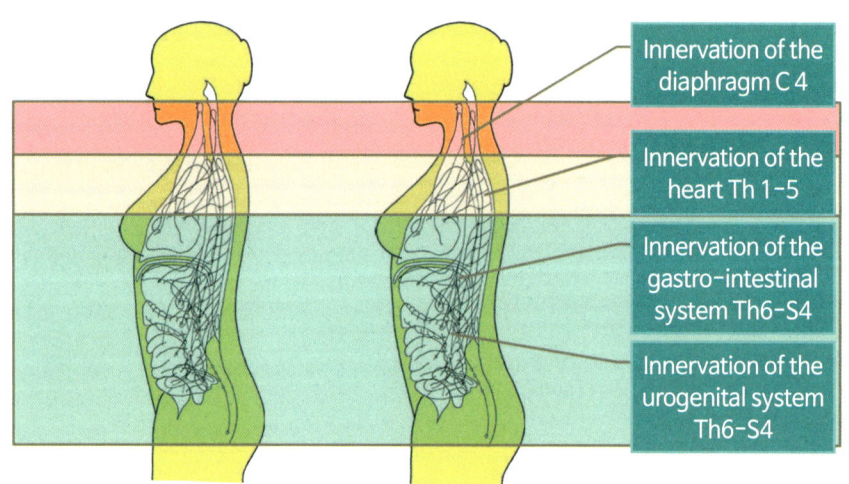

[그림14] 척추의 신경분포와 내장기관

특히 임산부의 자궁이 커질수록 가장 압박을 받을 수 있는 흉추 6번부터 천추 4번까지의 부위에는 위장과 비뇨생식기를 다루는 신경이 분포하고 있습니다. 자세가 틀어지게 되면 아래 [그림15]와 같이 '수직 근육 체인'에 해당되는 척추기립근, 요방형근, 장요근, 이상근 등이 단축됩니다. '수직 근육 체인'의 단축은 척추를 압박하게 되는데 그렇게 되면 주변신경들이 제 역할을 하지 못하게 됩니다. 결과적으로 그 신경들이 다스리는 내장기관 혹은 비뇨생식기에도 악영향을 끼칠 수 있습니다.

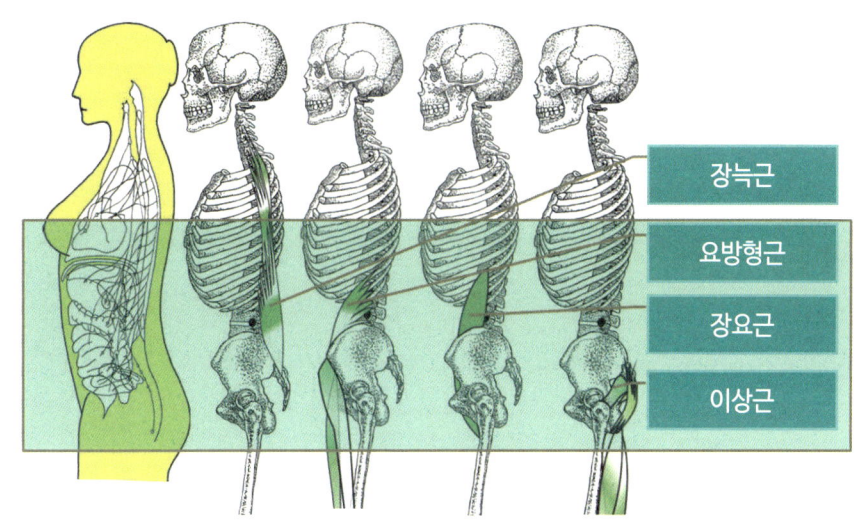

[그림15] 수직 근육 체인과 내장기관

점점 커지는 자궁에 눌려 위장기관이 압박을 받는다면, 척추를 바르게 세워 척추기립근을 이완시키는 것 만으로도 그 영향이 줄어들 수 있습니다. 이는 임신 중 소화불량을 완화하는데 큰 도움을 줍니다. 평상시 소화가 잘 안되고 자주 체하는 사람들을 보면, 위장을 다루는 신경이 위치한 척추 부위가 굽어 있으며, 그 주변의 척추기립근이 과 긴장 되어있는 것을 볼 수 있습니다. 또한 자궁의 무게 때문에 아래로 눌리는 비뇨기관도 척추를 바르게 해주면 압박이 줄어들고, 제 기능을 발휘할 수 있게 됩니다.

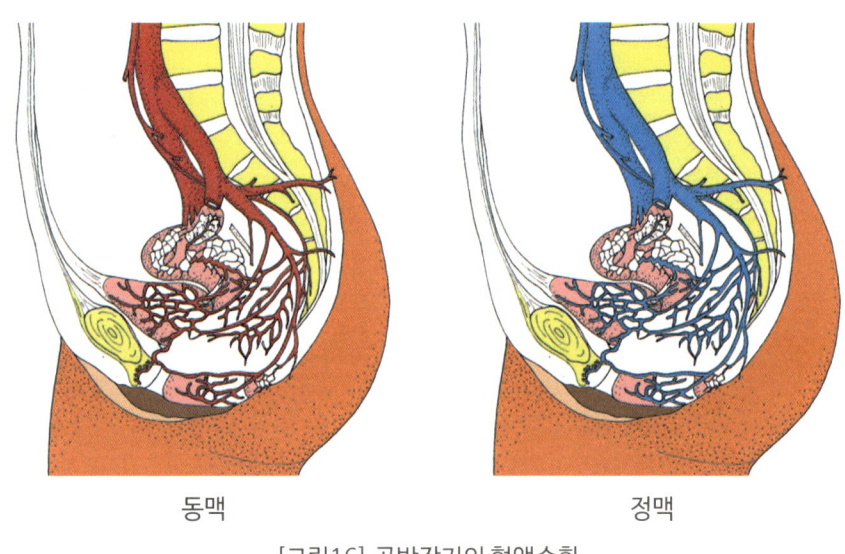

| 동맥 | 정맥 |

[그림16] 골반장기의 혈액순환

　임신기간 중 가장 중요한 것은 혈액순환이라고 해도 과언이 아닙니다. 동맥과 정맥을 통한 혈액의 흐름이 끊기지 않고 전신에 잘 순환되도록 하는 것 또한 바른 자세와 관련이 있습니다. 우리의 몸은 근육의 수축과 이완이 호흡과 함께 반복될 때, 혈액순환이 원활하게 이루어질 수 있는 메커니즘을 가지고 있습니다. 잘못된 자세로 인한 근육의 수축은 반대로 혈액순환을 방해할 수 있습니다.

　예를 들어 머리가 앞으로 나간 거북목은 뇌로 올라가는 혈액의 흐름을 막을 수 있습니다. 골반의 전방경사로 인한 장요근과 척추기립근의 과 긴장은 여성의 비뇨기관에 혈액공급을 막아, 기능 부전을 일으킬 수도 있습니다. 이는 더 나아가 자라나는 태아에게도 안 좋은 영향을 미칩니다. 태아는 탯줄을 통해 모체로부터 산소와 영양, 혈액을 공급 받습니다. 그렇기 때문에 엄마의 혈액 순환에 문제가 없어야 태아의 뱃속 환경도 상대적으로 좋은 상태를 유지할 수 있습니다.

　임산부가 바른 자세를 취하는 것. 이것 하나가 우리 몸에 끼치는 영향은 근육뿐만 아니라 신경, 내장기관, 혈액순환에 이르기까지 매우 중대하기 때문에, 임산부는 항상 바른 자세에 대한 중요성을 기억해야 합니다.

(3) 비뇨기계를 다스리는 근육들

→ 이상근(Piriformis)

이상근은 오랜 시간 앉아있거나, 임산부들이 습관적으로 하기 쉬운 팔자보행을 할 때 쉽게 단축되기 쉬운 근육입니다. [그림 17]과 같이 이상근 뒤에는 허리통증과 관련된 좌골신경 외에도 '음부신경(Pudendal Nerve)'이 위치하고 있습니다.

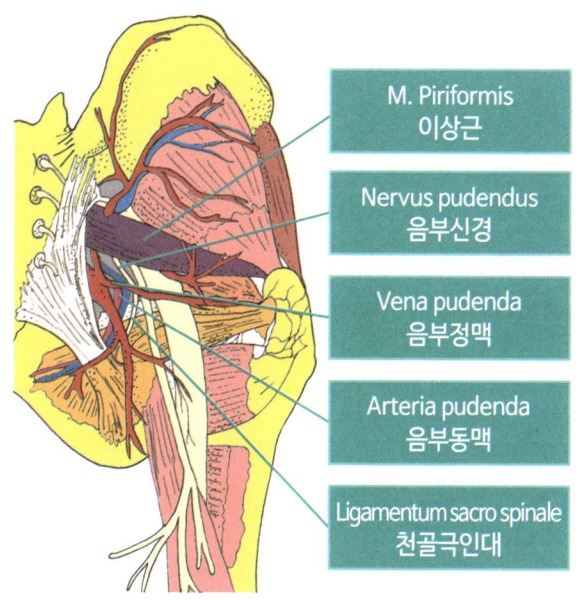

[그림17] 이상근과 음부신경

[그림 18]에서 볼 수 있는 음부신경은 골반기저근 전체를 다스리는 대표적인 신경입니다. 이상근이 단축되어 음부신경이 눌리면, 골반기저근으로 가는 영양 공급이 차단되어 약화 및 기능저하 현상이 나타날 수도 있습니다. 또한 음부신경관 속 음부 정맥의 압박으로 심할 경우에는 치질까지 발생하기도 합니다. 여성뿐 아니라 남성도 마찬가지로 음부신경의 문제는 전립선, 요실금, 발기부전과 같은 여러가지 장애를 일으키는 주 원인이 될 수 있습니다. 임산부의 경우, 오랜 시간 앉아 있게 되면 태아의 무게가 더해져 일반인에 비해 더 쉽게 이상근이 단축될 수 있습니다. 이러한 증상이 지속되어 이상근 증후군이라는 질환으로 인해 허리통증을

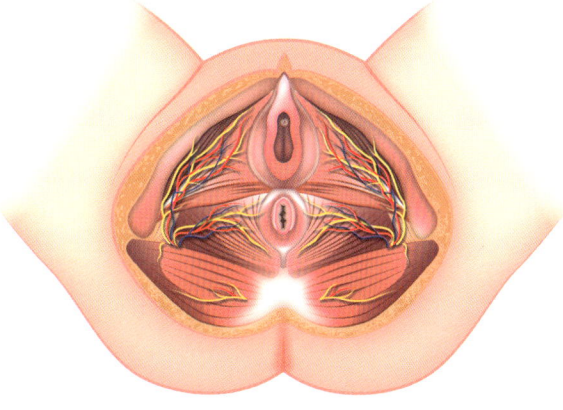

[그림18] 음부신경과 골반저근

호소하는 산모들도 많이 있습니다.

음부신경의 순환과 기능회복을 위해서는 이상근을 이완하고, 대둔근을 강화시켜주는 운동(P.52 참조)을 꾸준히 수행해야 합니다.

→ 장요근(Iliopsoas)과 척추 기립근(Erector spine)

허리디스크와 주된 연관이 있는 장요근과 척추기립근은 이상근과 마찬가지로 오랜 시간 앉아 있을 때 단축되기 쉬운 근육입니다.

임산부에게 중요한 자궁을 포함한 모든 비뇨기관은 해부학적으로 장요근과 가깝게 위치하고 있습니다. 장요근의 단축과 긴장은 주변 혈관과 신경, 그리고 림프 순환에도 영향을 끼쳐서 골반 내 장기의 기능 이상과 하체 순환 장애에 문제를 일으킬 수 있습니다. 허리 통증 뿐만 아니라 생리통이나 비뇨기관의 이상, 골반통과 같은 증상의 완화를 위해 장요근 이완 운동은 필수적입니다.

척추기립근의 단축은 골반의 신경조절을 방해하는데, 이는 반사적으로 혈액공급을 감소시켜 태아의 움직임을 제한할 수 있습니다. 장요근과 척추기립근은 여성의 내장기관 기능관리와 자궁에 위치 한 태아 건강의 관점에서 바른 자세 유지와 함께 임신기간 동안 항상 신경 써야 할 근육입니다.

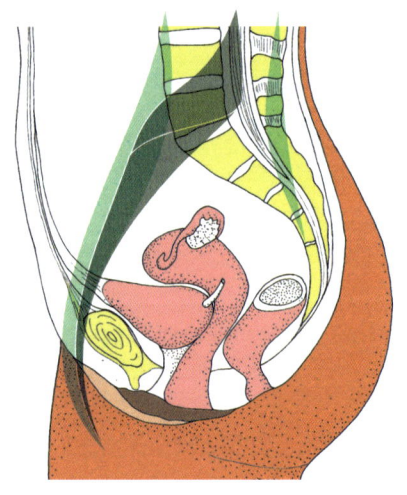

[그림19] 장요근과 척추기립근

3 바른 자세 만들기

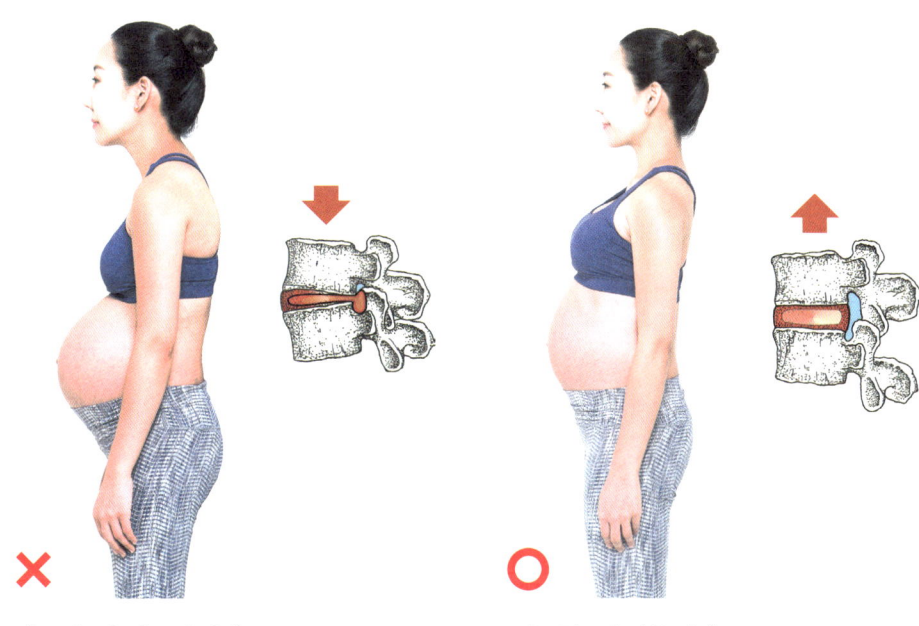

[그림20] 잘못된 자세   [그림21] 바른 자세

[그림20]과 같은 잘못된 자세는 요추와 골반이 전방으로 기울어 지면서 척추기립근, 고관절 굴곡근과 같은 수직 근육 체인의 과긴장을 유발합니다. 이러한 상태로 서있을 경우, 척추 사이의 디스크를 압박하는 힘이 발생하여 허리통증을 일으킬 수 있습니다.

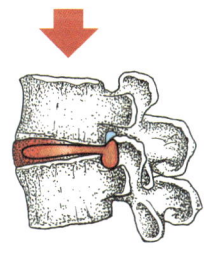

[그림21]과 같이 바른 자세는 척추를 견인하는 힘을 발생시키고, 복부의 처짐을 예방해 허리에 가해지는 부하를 줄여줍니다. 나아가 척추 사이의 공간을 넓혀줌으로써 디스크에 영양을 공급해주고, 전신의 혈액순환을 도와줍니다.

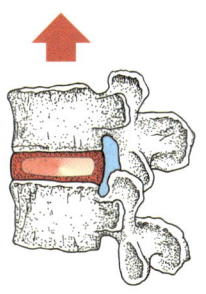

(1) 바르게 선 자세

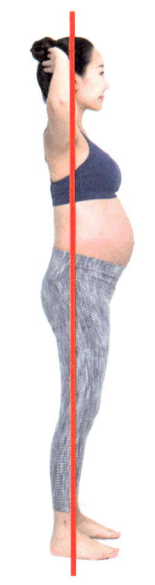 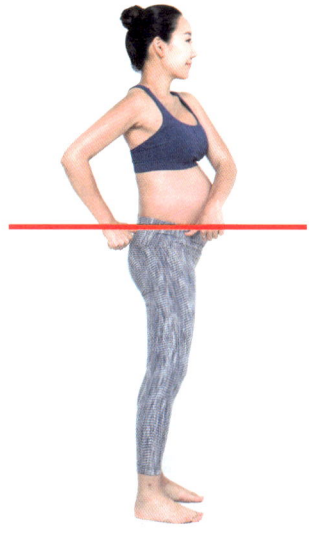

머리부터 발끝까지 올바른
수직 축을 유지합니다.

골반의 중립을 유지합니다.
(과하게 앞이나 뒤로 기울지 않도록 하기)

(2) 셀프 체크 하기

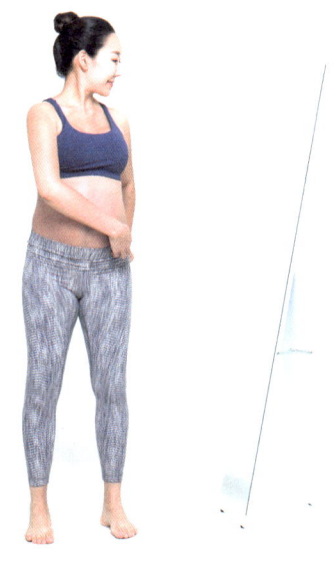

몸통의 수직 축과 골반 중립을
거울을 통해 수시로 확인하며 자세를 바르게
유지하려는 습관을 만들어 주세요.

(3) 척추의 중립 맞추기

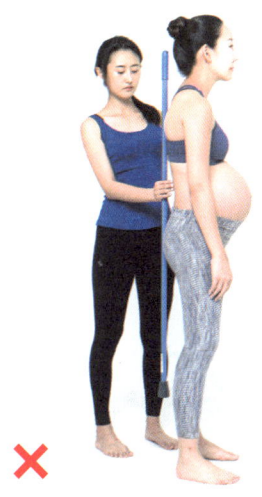
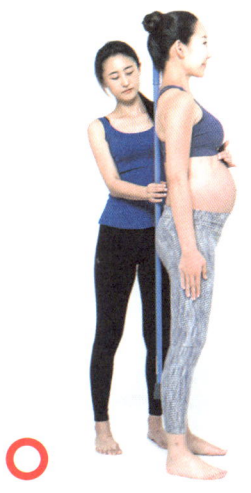

〈척추 중립 체크 법!〉
- 폴대를 수직으로 세워 산모의 척추에 밀착시킵니다.
- 폴대를 꼬리뼈와 후두골에 닿게 하여 수직을 만든 상태에서 경추는 손가락 2개, 요추는 손가락 1개 들어갈 정도의 공간만 유지합니다. (폴대가 없다면 벽에 기대어 서 있는 상태로 척추 중립을 맞춥니다.)

(4) 걷는 자세

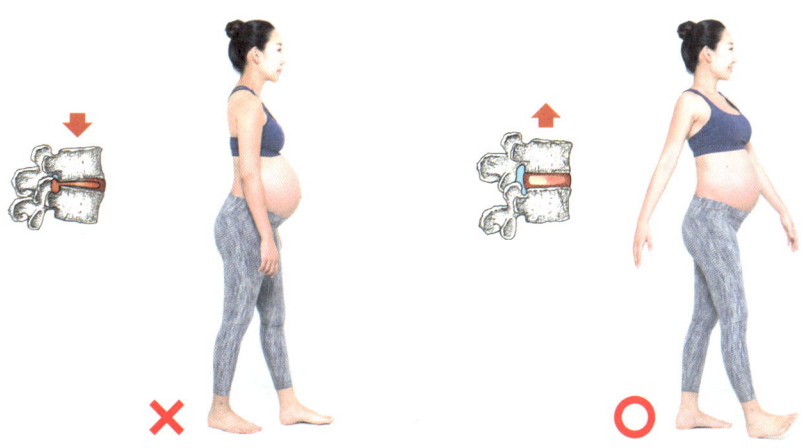

요추의 전만없이 어깨를 바르게 펴고 팔을 앞뒤로 충분하게 움직이면 척추에 가는 부하를 최소화 시킬 수 있습니다.

2. 임산부의 근육과 자세와의 관계

1 복부 근육 강화하기

분만 시 태아를 자궁 밖으로 밀어내기 위해서는 복부의 근력이 필요합니다. 임신 기간 동안에도 복부에 태아의 무게를 지탱할 수 있는 근력이 있어야 허리통증과 골반통증을 완화시킬 수 있습니다. 호흡과 함께 운동을 꾸준히 해주면 복부에 탄력이 생겨, 산후 복부 늘어짐의 예방과 임신 전 상태로 회복되는 기간을 줄이는 데에도 큰 도움을 받을 수 있습니다. 평상시 배꼽을 척추 방향으로 당기면서 복부를 살짝 긴장 시키는 것 만으로도 복부 늘어짐과 허리통증을 완화시킬 수 있습니다.

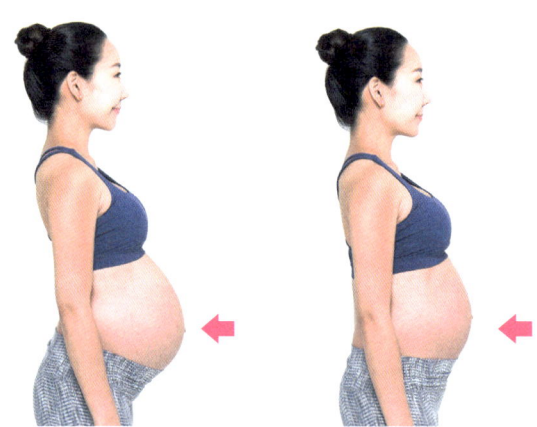

2 허리 근육의 이완과 스트레칭

허리근육의 긴장은 요통의 원인이 된다는 사실은 누구나 잘 알고 있는 사실입니다. 허리근육의 과도한 긴장은 복부와 골반의 신경 조절을 방해 합니다. 이것은 반사적으로 혈액 공급을 감소시키고, 자궁 내 태아의 자유로운 움직임을 제한할 수 있습니다.

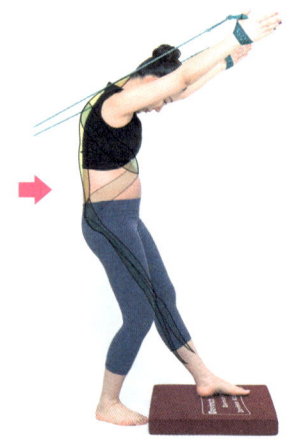

3 등 근육 강화와 가슴 근육 스트레칭

등 근육이 약해지면 그로 인해 가슴근육은 자연스럽게 단축되는 경향이 있습니다. 심해지면 등이 굽은 체형으로 바뀔 수 있는데 이는 경추(목뼈)와 요추(허리뼈)에 압박을 가해 통증을 발생시킬 수 있습니다.

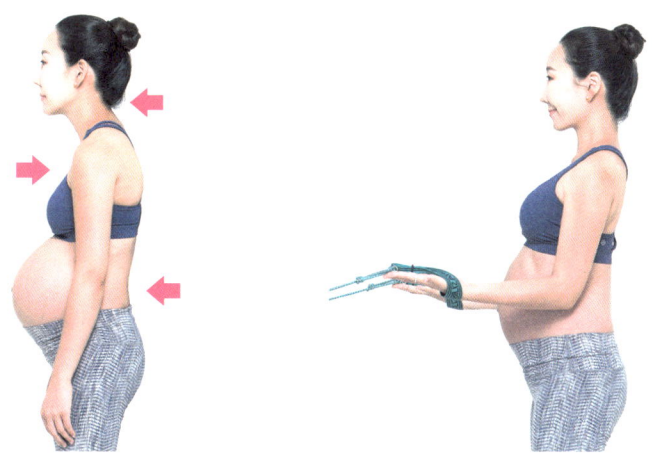

4 대둔근 강화와 고관절 굴곡근 스트레칭

대둔근(엉덩이 근육)의 약화는 고관절 굴곡근(Hip flexor muscle)을 단축시킵니다. 고관절 굴곡근의 단축은 골반을 전방경사로 만들고 요추의 깊은 커브가 생기게 합니다. 이러한 질환은 출산 시 아기의 통로를 복잡하게 하고 척추 손상의 중요한 위험인자가 될 수 있습니다.

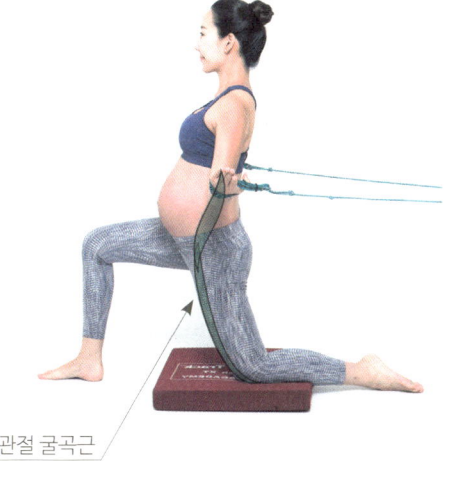

고관절 굴곡근

5 머리를 바른 축으로 세우기

   거북목과 같이 목이 앞으로 나간 자세는 뇌로 가는 혈액공급을 감소시킵니다. 목 근육을 긴장시켜 경추에 무리를 주고, 통증을 일으킬 수도 있습니다. 목 근육의 과도한 긴장은 임신 기간 중 생기는 두통의 원인이 될 수 있어 수시로 이완시켜주는 좋습니다. 또한 항상 신체의 수직축 선상에 머리가 위치하는 바른 자세를 만들기 위해 노력해야 합니다.

6 골반기저근의 강화와 이상근 스트레칭

   골반기저근과 이상근의 단축은 출산 시 아기의 머리 통과를 방해하고, 출산 시간을 지연시킵니다. 이것은 아이에게 뇌 손상의 위험을 초래 할 수도 있습니다. 반대로 너무 약한 골반기저근은 출산후 회음부의 회복을 느리게 만들어, 요실금과 같은 질환을 야기할 수 있기 때문에 항상 근육의 수축과 이완 운동을 동시에 수행해야 합니다. 골반기저근 운동파트를 참고해 임신기간 동안 꾸준히 연습하시기 바랍니다.

7 올바른 보행 운동

   SPS 운동의 최종 목표는 올바른 보행을 하는 것입니다. 모든 나선형 근육 체인 운동 동작들은 보행의 움직임 패턴을 만들어 주는 근력 운동으로 구성되어 보행을 교정하는데 큰 도움을 줍니다. 임산부는 배가 나올수록 발 끝이 벌어지는 '팔자보행'을 하게 되는데 이러한 보행은 이상근(Piriformis)을 단축시키고 엉덩이 근육을 약화시킵니다. 임신 기간 동안 '팔자보행'을 반복한다면 허리, 골반, 무릎, 발목 등에 통증이 생기게 되고, 습관이 되어 출산 후에도 지속될 수 있습니다. 이를 예방하기 위해 올바른 보행 운동을 배워 수행해야 할 것입니다.

3. 임산부 호흡법

1 임산부 호흡의 이점

태아에 산소공급/ 순산에 도움 / 허리 통증 완화 / 복부 탄력
혈액 순환/ 바른 자세 유지/ 진통 시 통증 완화/ 산후 복부 회복

임신을 하게 되면 태아가 커질수록 자궁이 상방으로 이동하면서 횡격막이 위로 밀려 올라가게 됩니다. 그렇게 되면 목과 어깨의 근육들이 과도하게 긴장하게 되고 그로 인해 쉽게 피곤함을 느끼게 됩니다. 따라서 임신기간 중에는 올바른 호흡과 목, 어깨 이완법을 익혀 꾸준히 연습해야 합니다. 호흡은 허리통증의 완화는 물론 출산 후 복부가 늘어지는 것을 예방하며 탄력을 좋게 해줍니다. 뿐만 아니라 임신기간 중에 연습해둔 호흡은 진통이 왔을 때 통증을 빠르게 완화시켜주고, 분만 시에 태아가 안전하고 빠르게 산도를 통과할 수 있도록 해줍니다.

출산 직전 진통이 오면 처음 겪어 보는 통증에 당황하고 긴장하여 본인도 모르게 숨을 멈추게 됩니다. 이는 태아에게 충분한 산소를 공급할 수 없어 위험한 상황을 초래할 수도 있습니다.

진통이 시작되고 출산을 하기까지의 긴 시간을 호흡으로 버텨내면서 통증을 완화시킬 수 있어야 순산에 성공할 수 있습니다. 호흡 운동은 임신 기간 동안 꾸준히 해주어야 하는 가장 중요한 필수 운동이라고 할 수 있습니다.

2 임산부 호흡법 연습하기

(1) 앞 모습

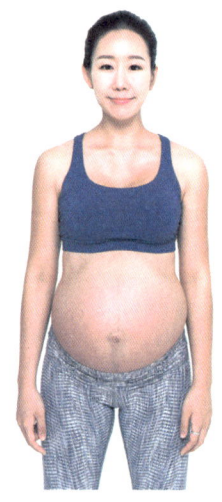 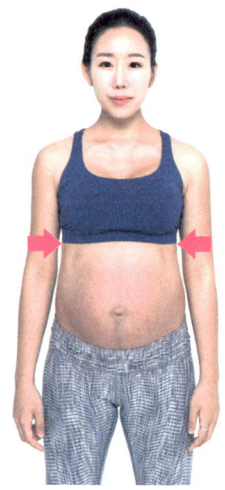

들숨(마시기)   날숨(내쉬기)

(2) 옆 모습

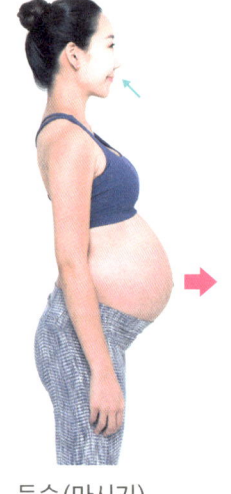 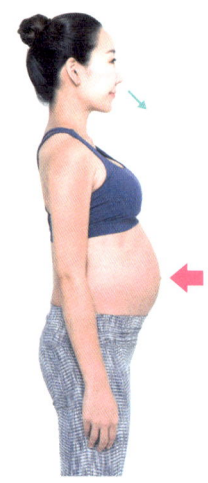

들숨(마시기)   날숨(내쉬기)

들숨 : 천천히 코로 숨을 들이마십니다.
　　　　이 때 입은 다물고 목과 어깨에 힘이 들어오지 않도록 합니다.
　　　　동시에 배를 최대한 부풀리면서 복부를 내밀어 줍니다.

날숨 : 천천히 입으로 숨을 내쉽니다.
　　　　동시에 배꼽을 최대한 척추 쪽으로 넣어 주면서 복부를 수축하고 갈비뼈는 서로
　　　　모아줍니다. (Plus! 엉덩이에 힘을 주고 어깨를 펴줍니다.)

Point : 최대한 길게 마시고 길게 내쉬는 것을 목표로 연습해야 합니다.

3 진통 시 호흡법

　출산일이 임박해오면 자궁에 규칙적인 근육 수축현상이 나타나는데, 이것이 산모에게는 진통으로 느껴지게 됩니다. 진통의 부위는 등, 허리, 복부 등 사람마다 다르게 느껴지는데, 이때 정말 중요하게 기억해야 할 것은 호흡을 '최대한 길게 들이마시고 길게 내쉰다'는 원칙입니다. 코로 숨을 들이 마시고, 입으로 숨을 내쉬는 것에만 집중해서 호흡을 계속하다 보면 정말 거짓말처럼 진통이 사라지게 됩니다.

　몸을 움직일 수 없을 정도로 엄습하는 고통 때문에 대부분의 산모는 호흡으로 진통을 물리쳐야 한다는 것을 잊기 쉽습니다. 호흡으로 진통시간을 버티는 산모는 그렇지 못한 산모보다 고통을 덜 느끼고, 훨씬 수월하게 출산준비를 할 수 있습니다.

진통시간과 패턴은 사람마다 다릅니다. 초산을 기준으로 평균 9시간에서 길게는 15시간 이상 걸릴 수도 있습니다. 이 기나긴 시간 동안 진통을 견딜 수 있는 좋은 무기는 호흡이라는 사실을 절대 잊지 말아야 하겠습니다.

4 분만 시 호흡법

자궁의 입구가 10cm로 다 열리게 되면(의사가 내진으로 검사) 드디어 아기를 만날 분만의 시간이 옵니다. 진통이 시작된 이래로 가장 짧은 시간 안에 다시 마지막 진통이 오는 시기입니다.

이때의 호흡은 숨을 최대한 크게 마신 후, 최대한 길게 숨을 참으면서 복부와 질에 힘을 주어 (골반기저근 P.51 참고) 아기를 밀어내야 합니다. 다만 분만 시 숨을 참는 호흡법은 임신기간 중에는 절대로 해서는 안 되는 호흡이라는 점을 기억하고 주의해야 하겠습니다.

4. 골반기저근

골반기저근(Pelvic floor muscles)

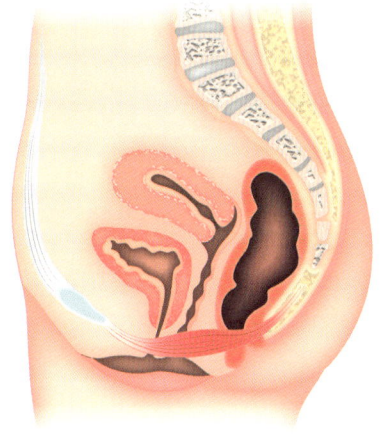

[그림22] 일반인의 골반기저근

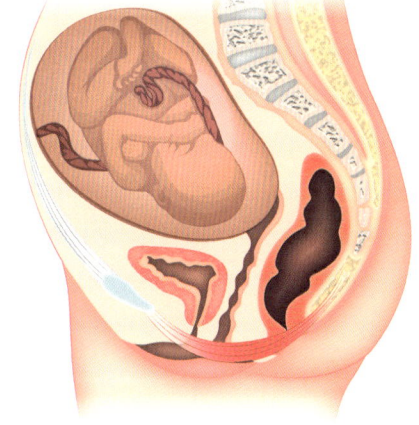

[그림23] 임산부의 골반기저근

 골반기저근은 골반 가장 아래쪽에 위치하여 골반 내 장기들을 받쳐주는 근육으로 성기능, 요실금 방지, 장기보호, 몸통의 안정화, 올바른 호흡, 보행 등의 역할을 담당합니다. 임산부의 골반기저근은 점점 커가는 태아의 무게로 인해 임신 전에 비해 상대적으로 더 눌리고 그로 인해 늘어나게 됩니다. 임신 중 골반기저근이 늘어지지 않도록 관리하지 않으면 산후 요실금과 같은 증상을 겪을 수 있습니다. 반면 골반 주변 근육이나 인대가 굳어져 골반 움직임이 잘 일어나지 않아도 문제가 생길 수 있습니다. 때문에 골반기저근의 강화와 이완 사이의 균형을 잘 유지해줘야 합니다.

 또한 골반기저근은 안정적인 보행을 가능하게 해줍니다. 신체 수직 축 선 상에서 보행이 이루어 질 때, 골반기저근이 함께 활성화 되어 질 수 있습니다. 반대로 보행이 불안정하다면 이 근육은 약화되고 문제가 생길 수 있다는 사실을 기억해야 합니다.

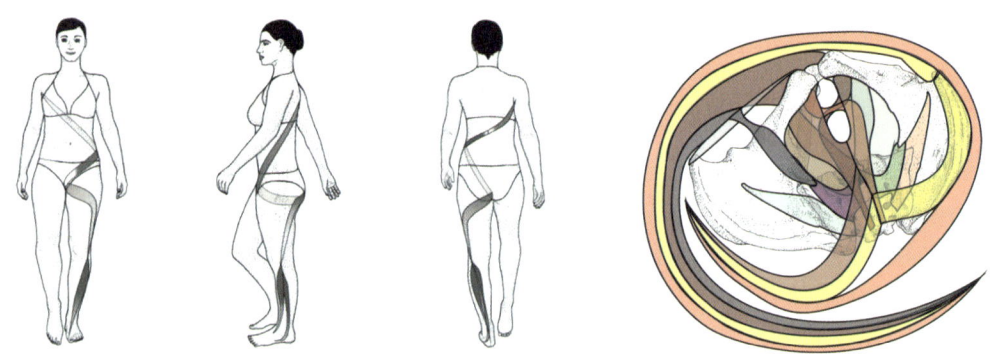

[그림24] 보행 시 골반기저근의 근육 체인

골반기저근에 기능 장애로 인한 문제는 다음과 같습니다.

첫째, 천골과 치골부위의 통증이 생길 수 있는데 이것은 척추기립근 중 최장근(Longissimus)의 긴장과 대둔근의 약화와 관련이 있습니다. 대둔근이 약하고 기립근의 긴장이 심해지면 천골과 치골의 통증이 오게 되면서 골반기저근의 약화로 이어지는 것입니다.

둘째, 골반기저근의 약화는 소변 참는 능력을 떨어뜨려 요실금을 유발할 수 있습니다.

셋째, 불안정한 보행을 하게 되면 골반기저근은 쓰이지 않게 됩니다. 걷는 자세만 좋지 않아도 이 근육은 약화되기 쉽습니다. 신체의 중심 축을 바르게 세우고 걷는다면 골반기저근도 활성화 되면서 매 걸음 걸음마다 강화될 수 있습니다. 반복해서 이야기 하지만, 임신 중 걷기 운동을 할 때에는 신체의 축을 수직으로 세워 바른 자세를 유지하며 걷는 것이 매우 중요합니다.

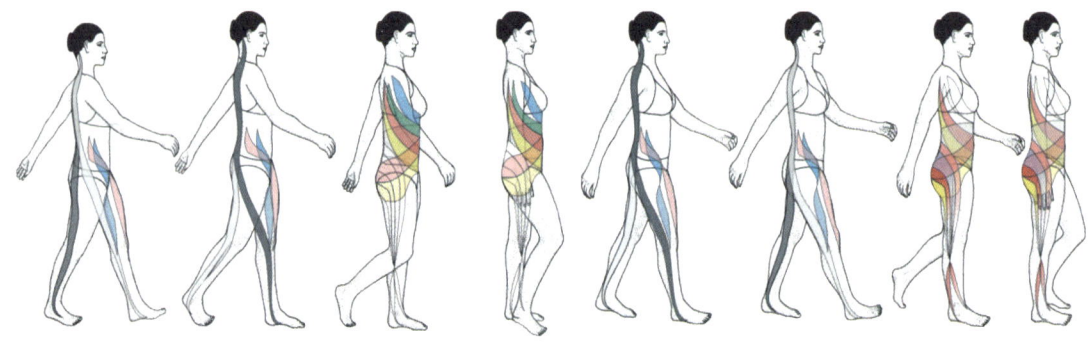

2 골반기저근 운동

　SPS운동은 몸을 기울이고, 엎드리거나, 누워서 하는 동작이 없습니다. 우리 몸의 수직 축을 지키며 하는 운동이기 때문에 모든 동작을 수행할 때 골반기저근이 동시에 활성화 됩니다. 임신 기간 중 SPS운동 수행과 함께 골반기저근 인지 운동을 병행해 주는 것은 분만 시 매우 큰 도움이 됩니다.

　아기가 나오는 부위는 골반기저근 가장 바깥쪽에 위치한 '질'입니다.

　대부분의 산모는 분만 시 질이 아닌 항문에 힘을 주어 태아를 밀어내는 시도를 하는데, 이는 치핵의 돌출과 치질의 원인이 될 수도 있습니다.

　이 근육은 열 달 동안 아기의 무게로 인해 늘어나고, 분만 시 회음부 절개를 하면서 또 한번 큰 손상을 입기 때문에, 빠른 산후 회복을 위해서 꾸준한 운동과 관리가 필요합니다.

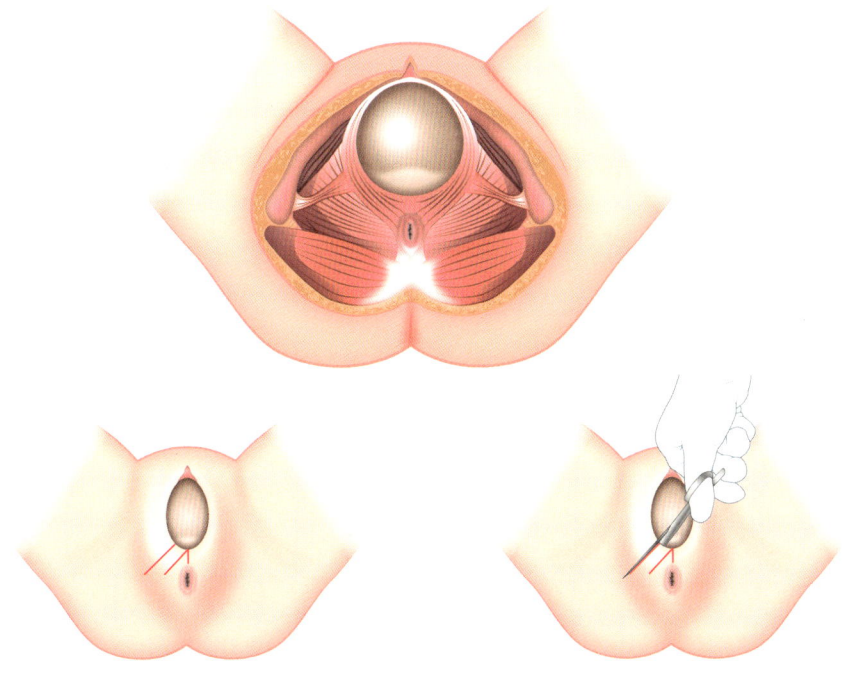

[그림25] 회음부 절개

(1) 빠른 수축과 이완 운동

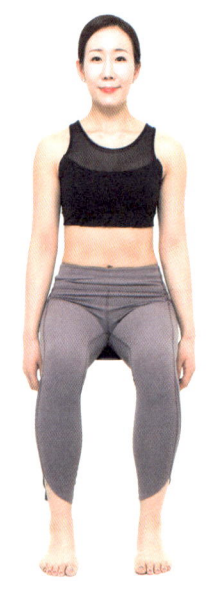 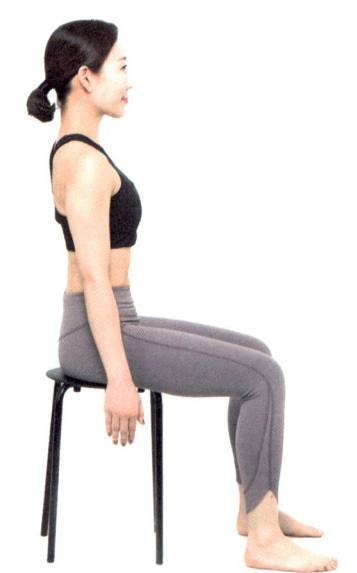

운동 자세 : 의자에 허리를 바로 세우고 앉습니다.

운동 방법 :

① 화장실 변기에 앉아 소변을 보다가 소변 물줄기를 순간적으로 끊는다는 느낌으로 소변을 참는 힘을 줍니다. 근육의 수축을 느꼈다면 다시 그 근육에 힘을 빼 줍니다.

② 수축과 이완을 반복적으로 실시합니다.

호흡 : 숨을 참지 말고 자연스럽게 유지해 주며, 근육의 움직임을 느끼면서 집중해 주는 것이 중요합니다.

세트 수 : 10회 3세트 (매일 수시로 생각 날 때마다)

(2) 점진적 수축과 이완 운동

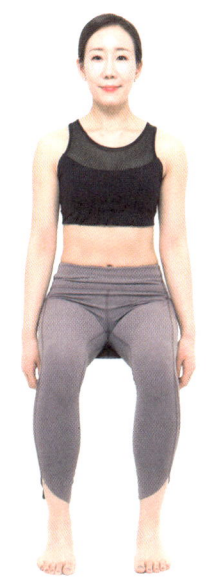 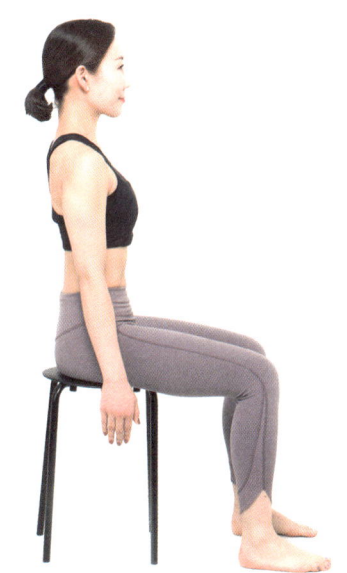

운동 자세 : 의자에 허리를 바로 세우고 앉습니다.

운동 방법 :

① 엘리베이터가 한 층 씩 올라가는 것처럼 골반기저근을 나눠서 수축하며 위로 끌어 올립니다.

② 수축 후 이완하는 것도 마찬가지로 엘리베이터가 아래층으로 한층씩 내려가는 것처럼 단계를 나누어 힘을 빼줍니다.

③ '1층(서서히 조이기 시작) → 2층 → 3층(최대한 조이는 단계) → 3층(서서히 이완하는 단계) → 2층 → 1층(완전히 이완 하기)' 순서로 진행합니다.

④ 1층으로 다 내려와서 마지막에 의자를 밀어내는 느낌이 날 정도로 밀어내 봅니다. **이 부위에서 아기의 머리가 나온다는 상상을 하며 분만 시 아기를 밀어내는 연습을 미리 해봅니다.**

호흡 : 숨을 참지 말고 자연스럽게 유지해 주며, 근육의 움직임을 느끼면서 집중해 주는 것이 중요합니다.

세트 수 : 10회 3세트 (매일 수시로 생각 날 때마다)

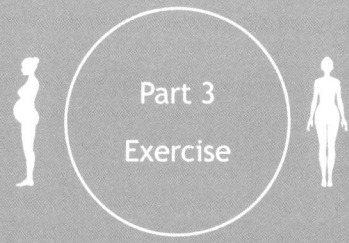

Part 3
Exercise

- 운동 시작 전 Check point : 3 Point Power
- 임산부의 나선형 근육 체인(Spiral Muscle Chain)
- SPS 기본동작 이야기

1. 임신초기(0-12주/1-3개월) 운동

2. 임신중기(13-28주/4-7개월) 운동

3. 임신후기(29-40주/8-10개월) 운동

4. 산후 운동

   1) 복직근 이개
   2) 복직근 이개 확인법
   3) 산후에 피해야 할 운동

5. 보조적 운동 및 스트레칭

운동 시작 전 Check Point: 3 Point Power

SPS운동 동작은 이완(relaxation)과 수축(activation) 두 가지로 나뉩니다. 이완은 마시는 호흡에 온몸에 힘을 빼고 이완된 상태를 유지하는 것이며, 수축은 내쉬는 호흡에 몸에 힘을 줘야 하는 중요한 세 부위에 힘을 줍니다.

힘을 줄 곳은 대둔근(Gluteus maximus), 복횡근(Transverse abdominis), 견갑골(Scapula)입니다. 운동을 시작하기 앞서 아래 그림의 설명을 충분히 숙지한 후 앞에서 배운 호흡과 함께 수행합니다.

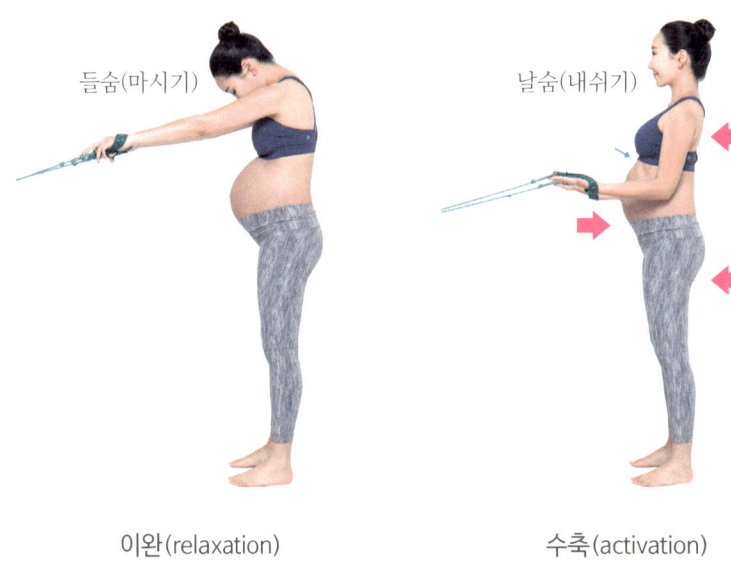

이완(relaxation)　　　　　수축(activation)

3 Point Power !

① 대둔근(Gluteus maximus)
　 엉덩이를 조이는 힘
② 복횡근(Transverse abdominis)
　 배꼽을 척추 방향으로 최대한 집어넣는 힘
③ 견갑골(Scapula)
　 어깨를 벌리고 날개뼈 양쪽을 서로 모으는 힘

→ 내쉬는 호흡에 세 곳 모두 동시에 힘을 줍니다.

임산부의 나선형 근육 체인
(Spiral Muscle Chain)

   모든 SPS운동 동작 시 내쉬는 호흡과 함께 3Point Power를 수행하는 것은 '나선형 근육 체인'이 활성화(Activation) 되도록 도와주는데, 이것은 임산부에게 '근육 코르셋(Muscle Corset)'과 같은 역할을 해줍니다.

   실제로 많은 임산부들이 SPS운동을 할 때 배에 복대를 찬 느낌이라는 얘기를 많이 합니다. 코르셋의 역할을 해주는 근육 체인은 허리가 꺾이고 복부가 늘어나는 것을 예방해 줍니다. 이것은 척추에 가는 부하를 줄여주고 평상시에도 배를 끌어올리고 엉덩이에 힘을 줄 수 있는 습관을 길러줍니다.

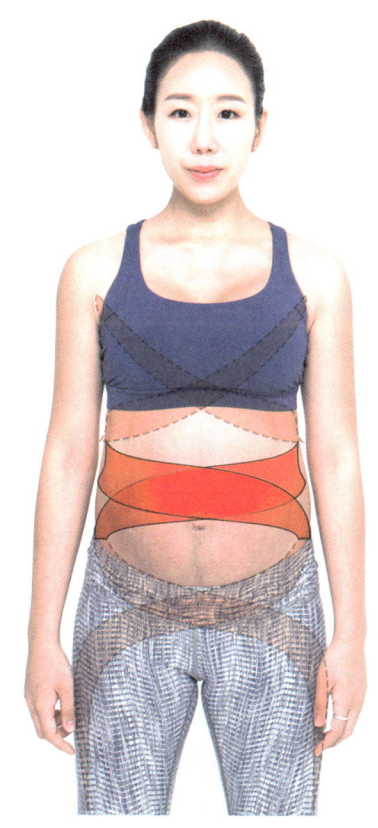

[나선형 근육 체인 (Spiral muscle chain)]

임신 주 수가 점점 늘어날수록 임산부의 허리는 앞으로 꺾이고 골반은 전반경사가 되기 시작합니다. 이 때문에 허리통증이 시작되고 복부는 탄력을 잃어 더 늘어지게 됩니다. 허리통증이 심한 임산부는 코르셋을 차기도 하지만 오랜 시간 사용할 경우 혈액순환과 태아에게 안 좋은 영향을 끼칠 수 있습니다.

생활 속에서 근육 코르셋을 만들지 않으면 자궁의 무게가 계속 하강하는 것을 견뎌내지 못해 회음부가 늘어나 요실금을 겪게 될 수도 있습니다. 따라서 '3 Point Power' 원리를 적용해 평상시에도 바른 자세를 유지할 수 있는 힘을 길러 **근육 코르셋**'을 만들어야 합니다.

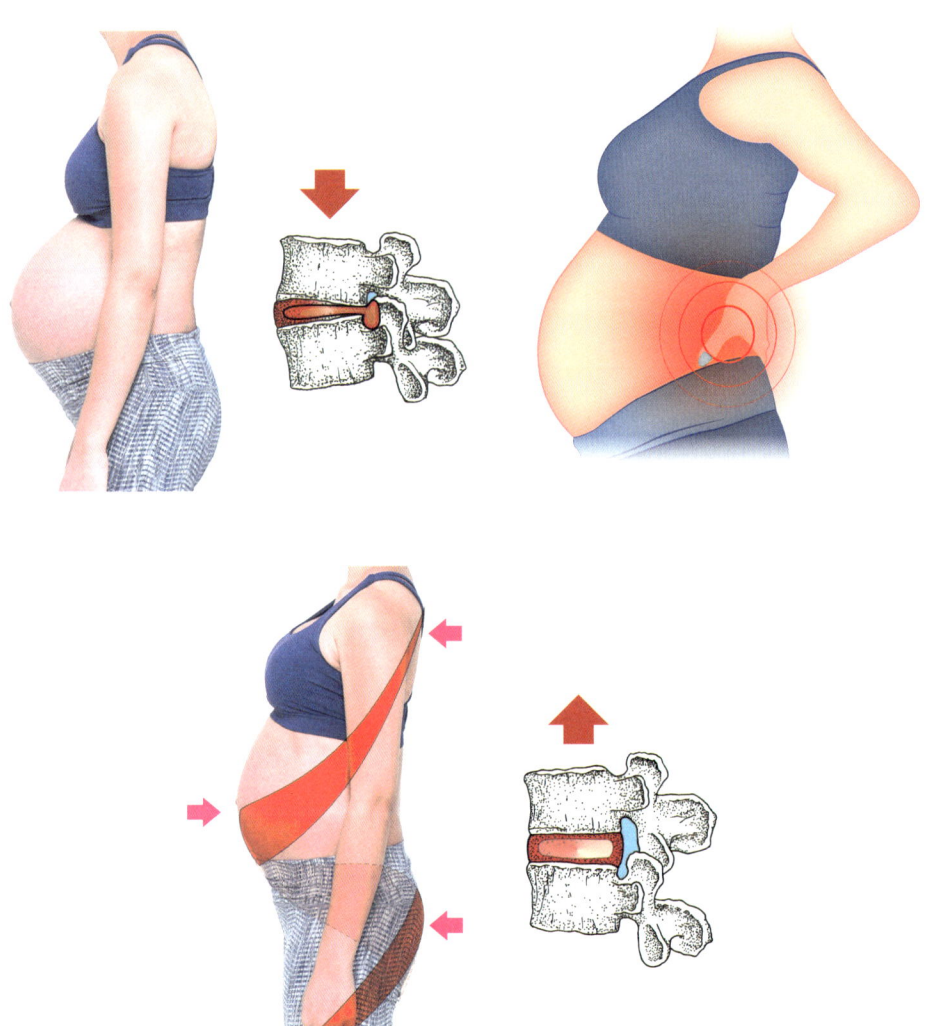

나선형 근육 체인을 만드는 것은 앞서 배웠던 호흡과 함께 이루어져야 합니다. SPS운동은 호흡이 매우 중요합니다. 모든 동작에서 내쉬는 호흡에 3 Point Power를 실행할 때, 근육 체인(Muscle chain)이 활성화 되면서 임산부에게 근육 코르셋 효과를 가져다 주며, 목·어깨·허리 통증을 완화시킬 수 있습니다.

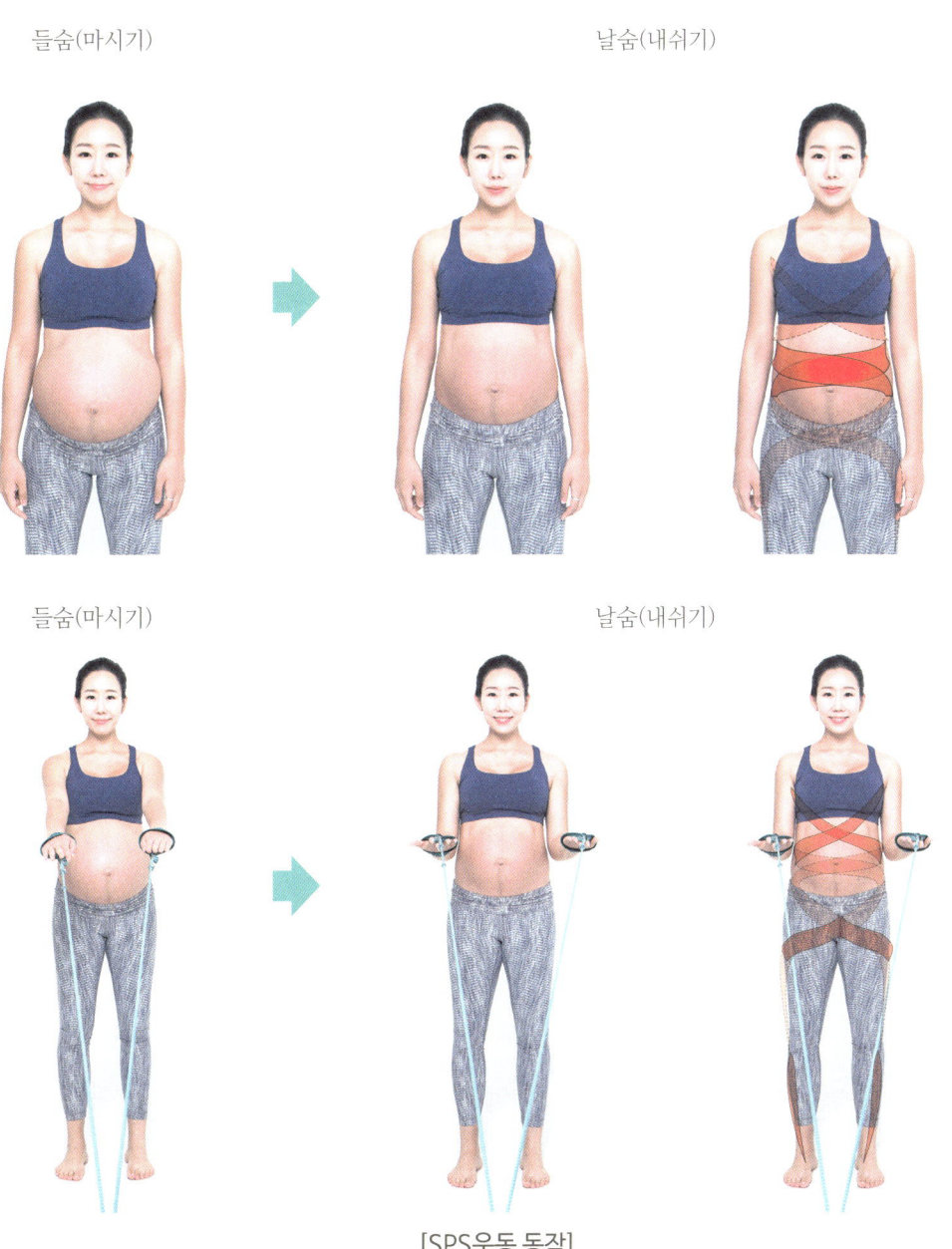

[SPS운동 동작]

SPS 기본동작 이야기

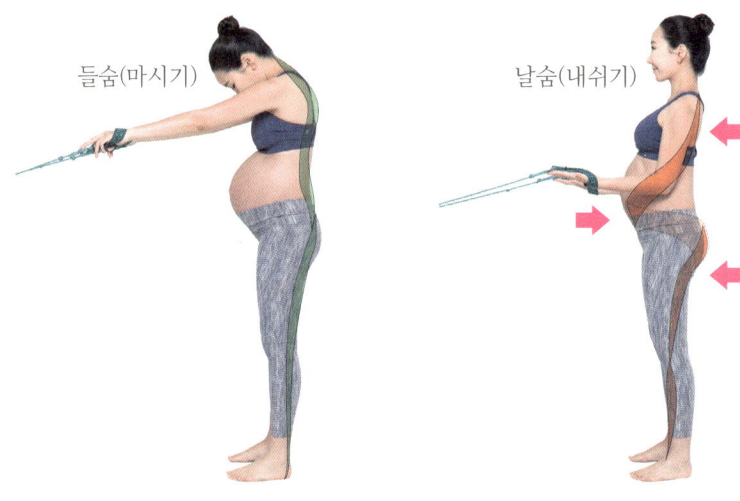

들숨(마시기)   날숨(내쉬기)

Vertical muscle chain (release)   Spiral muscle chain (strength)

  본 운동은 수직 근육 체인을 이완하고 나선형 근육 체인을 강화하는 상호억제작용(Reciprocal inhibition)을 반복 수행합니다.

  이러한 근육의 원리는 척추를 견인(Traction)시켜 척추 주변 근육을 이완하고, 척추 내 손상된 조직을 재 흡수시켜 추간판 탈출증(디스크)이 치료될 수 있도록 해줍니다.

  몸통의 안정화(Stabilization), 견인(Traction), 회전(Rotation)을 만들어 내는 순서로 동작이 진행되며, 이것은 최종적으로 바른 보행을 할 수 있도록 만들어 줍니다.

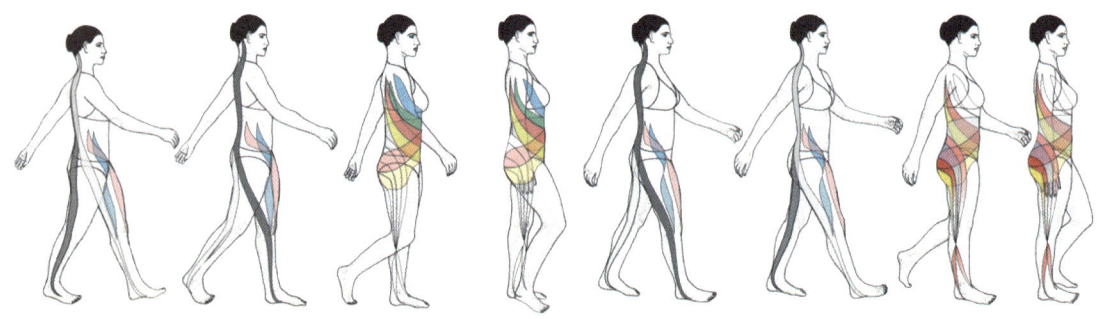

❶ 광배근 나선형 근육 체인(Latissimus dorsi Spiral muscle chain)동작

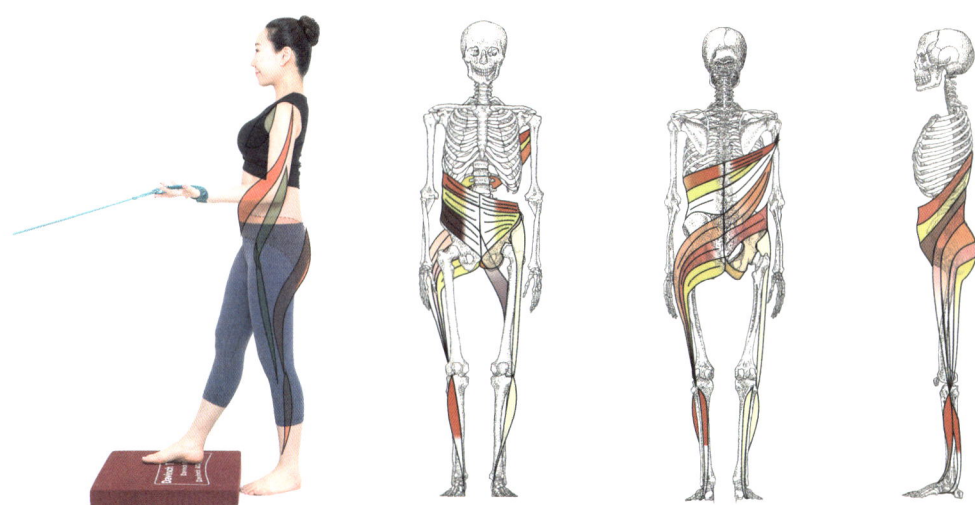

　광배근 나선형 근육 체인은 광배근 – 극돌기 – 회전근 – 늑골거근 – 외늑간근 – 외복사근 – 내복사근 – 대둔근 – 대퇴근막장근 – 전경골근 – 후경골근을 지나면서 우리 몸을 나선형으로 안정화 시켜줍니다.

　이 근육 체인 동작은 광배근을 강화하면서 앞쪽 짧아진 흉근(가슴근육)은 이완시켜주고, 대둔근을 강화하면서 장요근과 대퇴직근과 같은 고관절 굴곡근을 이완시켜줍니다. 복부근육 중 특히 하복부를 강화시켜주며, 다리까지 내려오는 체인이 무릎 통증, 휜다리, 평발, 무지외반증 교정에도 도움을 줍니다.

　임산부는 이 동작을 통해 굽은 어깨와 거북목 및 허리통증을 예방할 수 있습니다. 또한 몸통을 수직 축에 맞춰 올바른 척추 정렬을 만들어 줌으로써 전신의 혈액순환과 관련질환을 예방할 수 있습니다.

❷ 전거근 나선형 근육 체인(Serratus anterior Spiral muscle chain)동작

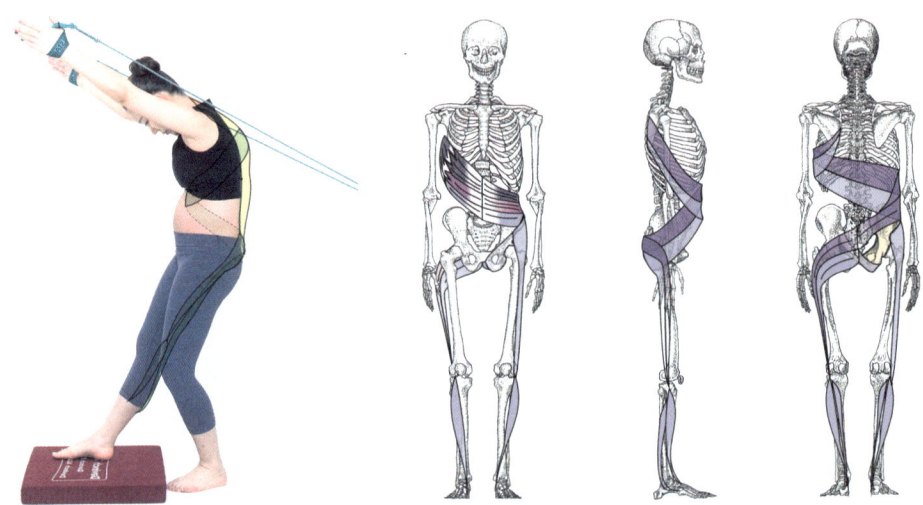

　전거근 나선형 근육 체인은 두판상근 – 능형근 – 전거근하부 – 외늑간근 – 외복사근 – 내복사근 – 대둔근 – 대퇴근막장근 – 전경골근 – 후경골근을 지나면서 우리 몸을 나선형으로 안정화 시켜줍니다.

　이 동작은 전거근 하부를 강화시킴으로써 불안정한 견갑골을 교정해 어깨안정화 효과를 가져다 줍니다. 복부근육 중 특히 중복부를 강화시켜주며, 척추기립근을 이완시켜 주는 효과가 있습니다.

　임산부는 이 동작을 통해 허리통증과 등결림 등의 증상을 완화할 수 있습니다.

❸ 고관절 굴곡근(Hip flexor muscles) 이완 동작

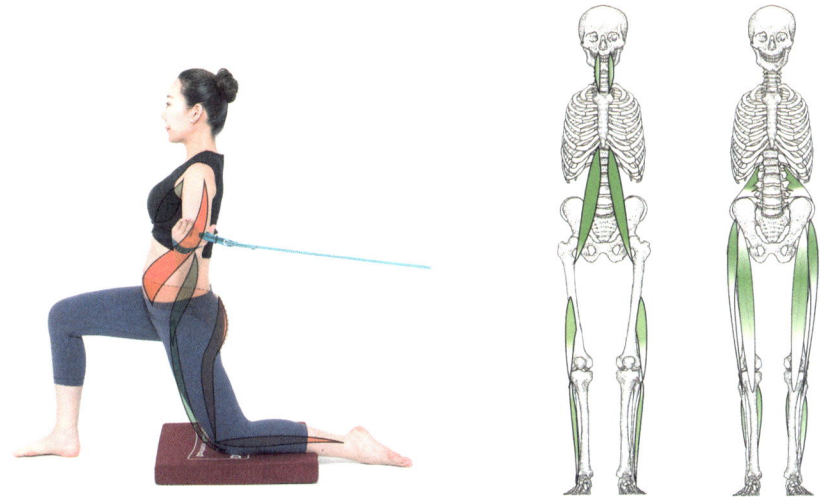

　수직 근육 체인(Vertical muscle chain) 중 고관절 굴곡근에 해당되는 장요근(iliopsoas)과 대퇴직근(Rectus femoris)을 이완하는 동작이며, 상체는 광배근 나선형 근육 체인을 강화합니다.

　고관절 굴곡근 이완은 임산부의 대표적인 자세인 요추 전만과 골반 전방경사를 교정하고, 하지의 부종 및 정맥류 증상을 완화하는데 도움이 됩니다.

　임산부의 고관절 굴곡근 단축은 출산 시 아기의 통로를 복잡하게 하고 척추손상의 중요 위험인자가 됨으로 매일 꾸준히 이 근육을 이완시켜주는 것이 필요합니다.

❹ 보행(Gait) 동작_ 고관절 굴곡과 신전(flexion & extension)

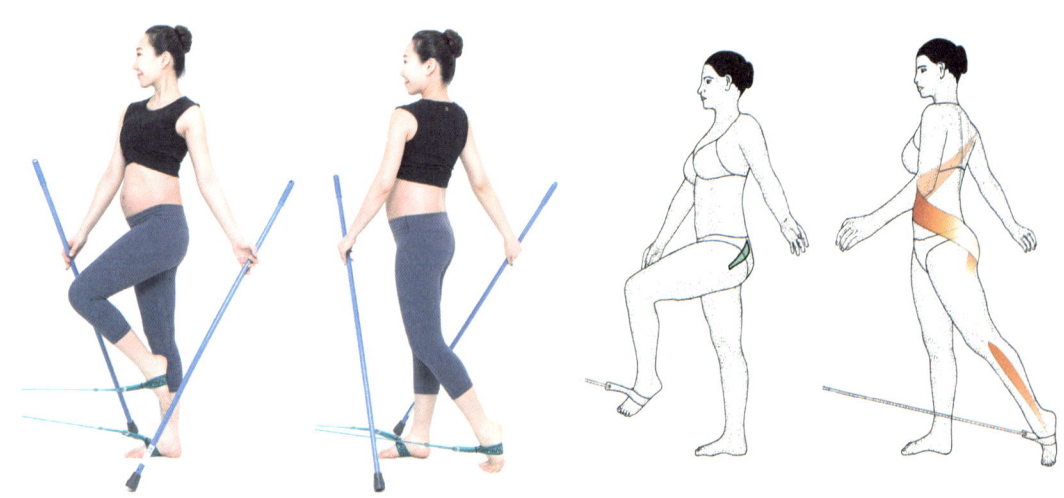

    대부분의 임산부는 어깨, 복부, 둔근의 약화로 몸통의 축이 기울어져 걷게 되는데, 이러한 증상은 임신 후기로 갈수록 눈에 띄게 나타납니다.

    이러한 잘못된 보행이 반복되면 관절에 부하를 주고 통증을 일으킬 수 있습니다. 특히 임신 중 흔히 나타나는 팔자 보행 패턴은 이상근을 단축시키고 둔부근육을 약화시킬 수 있습니다.

    신체를 수직 축으로 세우고 어깨와 골반의 상반된 회전 동작을 하는 것은 보행의 협응성을 길러줍니다. 다리를 들어 고관절이 굴곡할 때 이상근은 이완되고, 반대로 다리를 뒤쪽으로 신전할 때 둔부근육은 강화됩니다.

    이러한 보행교정운동은 전신의 안정성과 발란스를 강화시켜, 임신으로 인한 잘못된 보행 패턴의 습관을 바르게 고쳐줄 수 있습니다.

임산부는 SPS운동 밴드의 검정색 줄을 사용합니다.

이것은 0.5kg~1kg 정도의 힘이며 1리터의 물병을 드는 힘과 같기 때문에 임신초기부터 운동을 해도 전혀 무리가 없습니다.

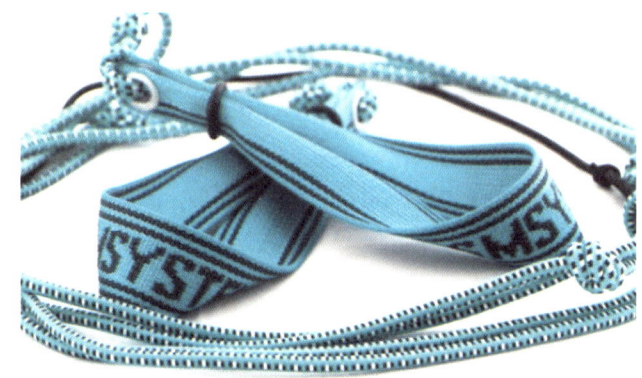

운동은 천천히 진행하며 특히 마지막 끝 범위에서는 속도를 늦춰야 합니다.

운동은 즐거운 마음으로 피로하지 않게 해야 합니다.

통증을 유발하는 운동은 하지 않아야 합니다.

혹시라도 통증이 발생된다면 밴드의 탄성강도를 줄이거나 운동 속도를 늦춥니다.

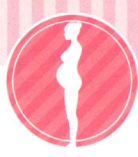

1. 임신초기(0~12주/1~3개월) 운동

🔸 임신 초기의 특징

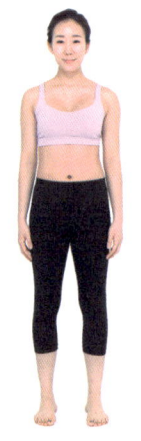
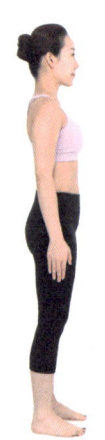

〈임신 12주의 저자〉

　이 시기는 대부분의 임산부들이 극심한 피로감을 느끼게 됩니다. 입덧, 빈뇨, 불면증 등의 증상이 생기기 쉬우며 자연유산 주의기간이기도 합니다. 이 시기에 무리한 운동을 하는 것은 위험할 수 있으나, 너무 움직이지 않고 생활하는 것도 문제가 될 수 있기 때문에 심리적, 신체적 안정, 정상체형 및 컨디션 유지에 신경을 써야 합니다. 이러한 증상은 임신 4개월 정도 부터 서서히 줄어들고 컨디션이 회복됩니다.

🔸 임신 초기 운동법

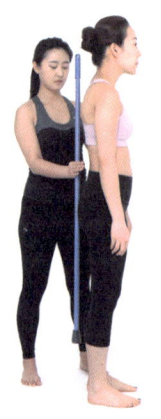
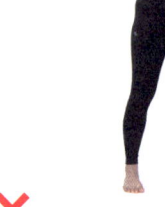
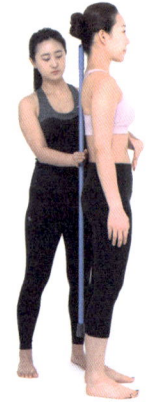

　이 시기의 운동은 매우 약한 강도로 진행해야 합니다. 일상생활의 움직임 수준을 넘지 않고 피곤이 느껴지지 않을 정도로 아주 천천히 수행하도록 합니다.

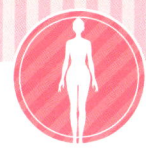

1. 임신초기(0~12주/1~3개월) 운동

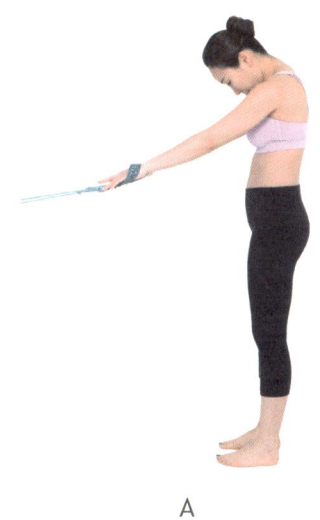

A

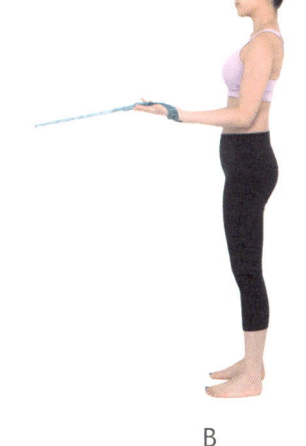

B

시작자세 (호흡: 들이마시기)

A

- 두 다리를 골반 넓이로 벌리고 밴드가 걸려 있는 방향을 향해 선다.
- 두 팔은 힘을 빼고 밴드 탄성의 힘에 끌려 자연스럽게 앞쪽으로 당겨지도록 한다.
- 상부 흉추를 둥글게 말아서 앞으로 숙이며 등을 이완시킨다(cat stretch-이때 흉골이 치골결합부위 보다 앞으로 나가지 않도록 한다).
- 손바닥은 바닥을 향한다.
- 숨을 들이마시면서 복부를 충분히 이완하고 온 몸에 긴장을 푼다.

본 운동 (호흡: 내쉬기)

B

- 엉덩이에 힘을 주고 고개를 들어 몸통을 수직 축에 맞춰 바르게 세운다.
- 두 팔꿈치를 90도로 접어 수평하게 뒤로 당기고 어깨를 열어준다.
- 승모근과 목은 완전히 이완하고 양쪽 날개뼈는 서로 모아 앞쪽 가슴을 펴준다.
- 하복부를 넣으면서 호흡을 내쉬며 엉덩이, 복부, 견갑골에 힘을 주는 3point power를 실행한다.
- 총 6~8회 정도 반복한다.

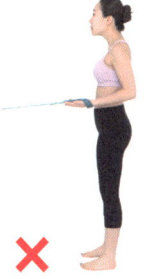

잘못된 자세
→ 팔꿈치가 옆구리 뒤로 넘어가지 않도록 하며, 팔꿈치를 구부린 정도가 90도 이상이 되지 않도록 합니다. 또한 목이 앞으로 빠지거나 어깨가 말리지 않도록 합니다.

 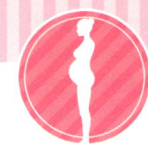

1. 임신초기(0~12주/1~3개월) 운동

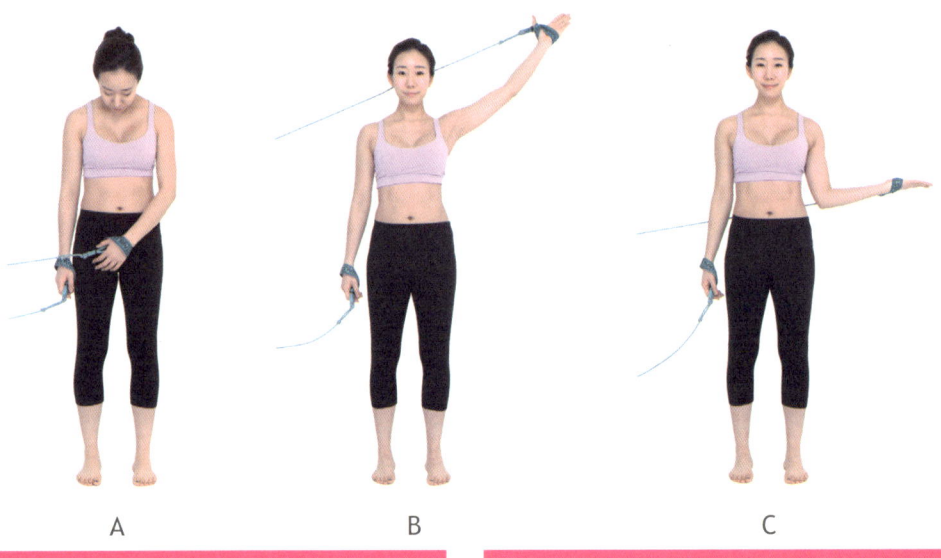

A　　　　　　　　B　　　　　　　　C

시작자세 (호흡: 들이마시기)

A

- 두 다리를 골반 넓이로 벌리고 밴드가 걸려 있는 쪽의 측면으로 선다.
- 왼팔은 밴드의 힘에 끌려 자연스럽게 앞쪽으로 당겨지도록 한다. 손바닥은 골반 쪽을 향한다.
- 상부 흉추를 둥글게 말아서 앞으로 숙이며 등을 이완시킨다(cat stretch-이때 흉골이 치골결합부위 보다 앞으로 나가지 않도록 한다).
- 숨을 들이마시면서 복부를 충분히 이완하고 온 몸에 긴장을 푼다.

본 운동 (호흡: 내쉬기)

B

- 엉덩이에 힘을 주고 고개를 들어 몸통을 수직 축에 맞춰 바르게 세운다.
- 왼쪽 팔을 피면서 사선 상방향으로 들어 올린다.
- 견갑골을 척추 방향으로 당겨주며, 양쪽 어깨를 똑같이 맞춘다.

C

- 팔꿈치를 90도로 구부리면서 손바닥은 위로, 엄지 손가락은 뒤를 향하게 한다.
- 견갑골은 척추 방향으로 당겨 주고 목은 완전히 이완시킨다.
- 하복부를 넣으면서 호흡을 내쉬며 엉덩이, 복부, 견갑골에 힘을 주는 3point power를 실행한다.
- 반대쪽 팔도 동일하게 반복한다.
- 총 6~8회 정도 반복한다.

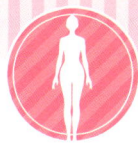

1. 임신초기(0~12주/1~3개월) 운동

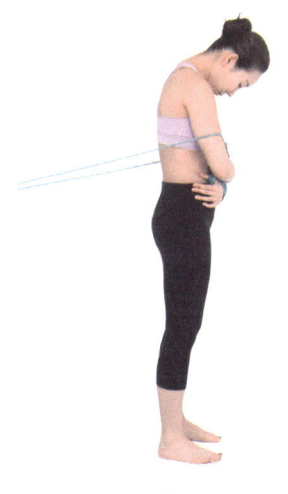

| A | B |

시작자세 (호흡: 들이마시기)

- 두 다리를 골반 넓이로 벌리고 밴드가 걸려 있는 쪽을 등지고 선다.
- 두 팔을 배 앞으로 감싸고(밴드는 팔꿈치 위쪽으로 위치시킨다) 상부 흉추를 둥글게 말아서 앞으로 숙이며 등 전체를 이완시킨다 (cat stretch-이때 흉골이 치골결합부위보다 앞으로 나가지 않도록 한다).
- 숨을 들이마시면서 복부를 충분히 이완하고 온 몸에 긴장을 푼다.

본 운동 (호흡: 내쉬기)

- 엉덩이에 힘을 주고 고개를 들어 몸통을 수직 축에 맞춰 바르게 세운다.
- 두 팔꿈치를 90도로 접은 상태로 손을 옆구리 쪽으로 보내며 어깨를 열어주고 손바닥은 위쪽을 향한다.
- 승모근과 목은 완전히 이완하고 양쪽 날개뼈는 서로 모으는 힘을 주며 앞쪽 가슴을 펴준다.
- 하복부를 넣으면서 호흡을 내쉬며 엉덩이, 복부, 견갑골에 힘을 주는 3point power를 실행한다.
- 총 6~8회 정도 반복한다.

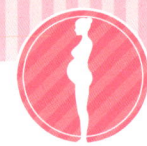

1. 임신초기(0~12주/1~3개월) 운동

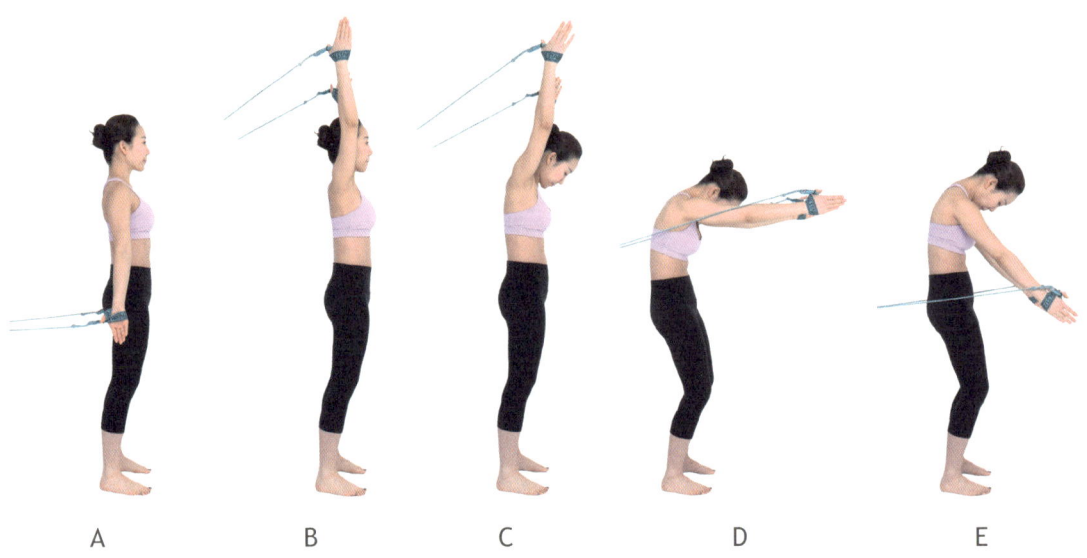

A   B   C   D   E

시작자세 (호흡: 들이마시기)

A
- 두 다리를 골반 넓이로 벌리고 밴드가 걸려 있는 쪽을 등지고 선다.
- 두 팔은 차렷 자세로 곧게 펴고 엄지손가락을 뒤쪽으로 향하게 한다.

B
- 숨을 들이 마시면서 두 팔을 V자 모양으로 살짝 벌려 머리위로 올려주고 견갑골은 뒤쪽 아래 방향으로 당겨주며 목과 승모근은 이완 한다.

본 운동 (호흡: 내쉬기)

팔을 어깨에서 30cm 정도 벌리고 큰 원을 신체의 측면에 그리듯 운동한다.

C
- 엉덩이에 힘을 주고 턱을 흉골 방향으로 당겨준다. 경추부터 척추뼈 마디마디 둥글게 말아주며 호흡을 내쉬기 시작한다.

D
- 상부 흉추는 계속해서 둥글게 말아주고 (cat stretch-이때 흉골이 치골결합부위보다 앞으로 나가지 않도록 한다) 두 팔은 앞으로 뻗어준다. 엉덩이를 조이고 복부를 척추 방향으로 최대한 넣어준다.

E
- 골반을 약간 후방경사 시켜 후만곡 아치를 극대화시키고 두 팔은 차렷 자세로 돌아오며 손바닥을 뒤집어 A동작으로 마무리 한다.
- 총 6~8회 정도 반복한다.

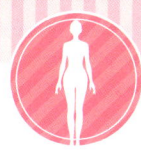 

1. 임신초기(0~12주/1~3개월) 운동

A   B

시작자세 (호흡: 들이마시기)

A

- 밴드가 걸려있는 쪽을 등지고 무릎을 꿇고 앉아 두 무릎 사이의 공간을 골반 넓이만큼 벌려준다.
- 왼쪽 다리를 10~20cm 앞쪽으로 내딛고, 두 정강이는 평행하게 놓는다.
- 두 팔을 배 앞으로 감싸고(밴드는 팔꿈치 위쪽으로 위치시킨다) 상부 흉추를 둥글게 말아서 앞으로 숙이며 등 전체를 이완시킨다 (cat stretch-이때 흉골이 치골결합부위보다 앞으로 나가지 않도록 한다).
- 숨을 들이마시면서 복부를 충분히 이완하고 온 몸에 긴장을 푼다.

본 운동 (호흡: 내쉬기)

B

- 엉덩이에 힘을 주고 고개를 들어 몸통을 수직축에 맞춰 바르게 세운다.
- 두 팔꿈치를 90도로 접은 상태로 손을 옆구리 쪽으로 보내며 어깨를 열어주고 손바닥은 위쪽을 향한다.
- 승모근과 목은 완전히 이완하고 양쪽 날개뼈는 서로 모으는 힘을 주며 앞쪽 가슴을 펴준다. 골반은 앞으로 밀어내며 오른쪽 고관절 굴곡근을 스트레칭 시켜준다.
- 하복부를 넣으면서 호흡을 내쉬며 엉덩이, 복부, 견갑골에 힘을 주는 3point power를 실행한다.
- 다리 위치를 바꿔서 동일한 방법으로 운동을 반복한다.
- 총 6~8회 정도 반복한다.

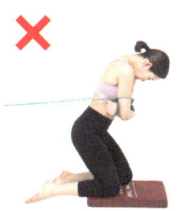 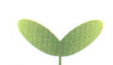

잘못된 자세
→ 상체가 굴곡(flexion) 되지 않아야 하며(허리의 긴장을 야기시킴) 흉골이 치골보다 앞으로 나오지 않도록 한다.

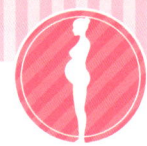

1. 임신초기(0~12주/1~3개월) 운동

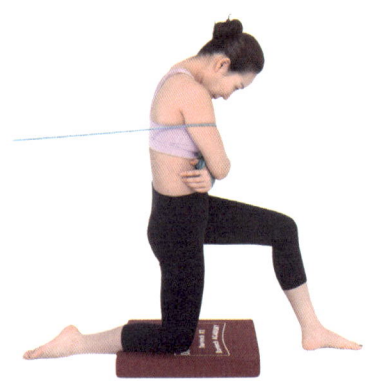
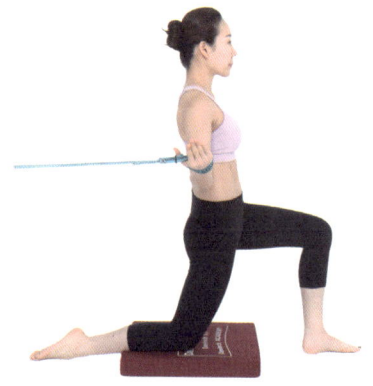

| A | B |

시작자세 (호흡: 들이마시기)

- 밴드가 걸려있는 쪽을 등지고 무릎을 꿇고 앉아 왼쪽 다리를 앞쪽으로 세운다.
- 두 팔을 배 앞으로 감싸고(밴드는 팔꿈치 위쪽으로 위치시킨다) 상부 흉추를 둥글게 말아서 앞으로 숙이며 등 전체를 이완시킨다 (cat stretch-이때 흉골이 치골결합부위보다 앞으로 나가지 않도록 한다).
- 숨을 들이마시면서 복부를 충분히 이완하고 온 몸에 긴장을 푼다.

본 운동 (호흡: 내쉬기)

- 엉덩이에 힘을 주고 고개를 들어 몸통을 수직 축에 맞춰 바르게 세운다.
- 두 팔꿈치를 90도로 접은 상태로 손을 옆구리 쪽으로 보내며 어깨를 열어주고 손바닥은 위쪽을 향한다.
- 승모근과 목은 완전히 이완하고 양쪽 날개뼈는 서로 모으는 힘을 주며 앞쪽 가슴을 펴준다.
- 오른쪽 둔부에 힘을 주고 골반을 앞으로 밀어 오른쪽 고관절 굴곡근을 스트레칭 시켜준다.
- 하복부를 넣으면서 호흡을 내쉬며 엉덩이, 복부, 견갑골에 힘을 주는 3point power를 실행한다.
- 다리 위치를 바꿔서 동일한 방법으로 운동을 반복한다.
- 총 6~8회 정도 반복한다.

주의할 점
→ 상체는 시상면에서 수직축을 유지하고 요추 커브와 골반을 중립으로 맞춘 상태에서 앞으로 이동해야 합니다.

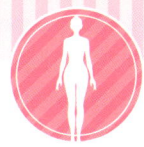

1. 임신초기(0~12주/1~3개월) 운동

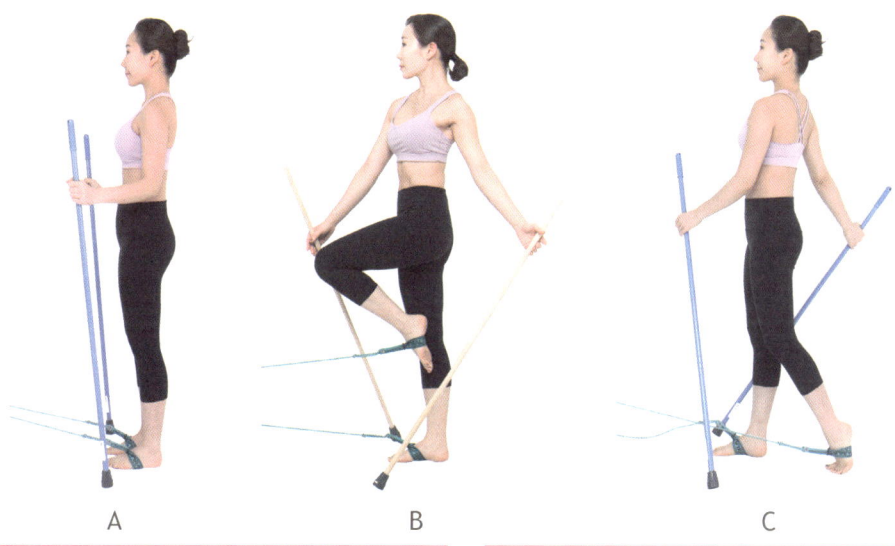

A   B   C

시작자세 (호흡: 들이마시기)

A

- 두 다리를 골반 넓이로 벌리고 밴드가 걸려 있는 방향을 향해 선다. 폴대는 고무 부분을 발가락 옆 라인에 두고 세우며, 두 손은 팔꿈치보다 약간 낮게 폴대를 잡는다.

B

- 왼쪽 다리를 들어올려 고관절과 무릎을 구부려준다. 오른팔은 사선앞으로 뻗고 왼팔은 몸 뒤쪽으로 뻗는다.
- 숨을 들이마신다.

본 운동 (호흡: 내쉬기)

C

- 왼쪽 다리를 뒤로 보내면서 엉덩이에 힘을 주고 마지막에 발끝은 바닥에 닿도록 한다 (왼쪽 무릎은 오른쪽 무릎 바로 옆에 위치시킨다).
- 왼쪽 고관절의 신전이 충분히 이루어 지되 요추의 전만이 일어나지 않도록 주의한다.
- 숨을 내쉬면서 다리를 뻗고 팔을 움직이는 동시에 엉덩이, 복부, 견갑골(오른쪽)에 힘을 주는 3point power를 실행한다.
- 총 6~8회 정도 반복한다.

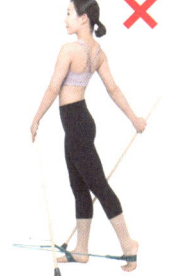

잘못된 자세
→ 발가락이 바깥쪽으로 회전하거나 발목과 발이 틀어지지 않도록 한다.
→ 허리가 꺾이지 않도록 뒤로 보내는 다리의 무릎을 구부린다.

1. 임신초기(0~12주/1~3개월) 운동

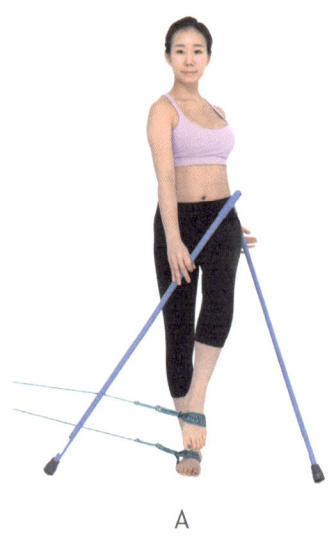

A

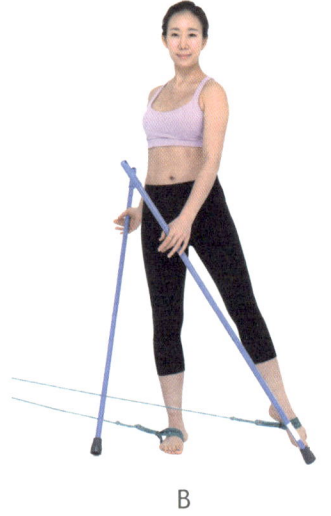

B

| 시작자세 (호흡: 들이마시기) | 본 운동 (호흡: 내쉬기) |

- 두 다리를 골반 넓이로 벌리고 밴드가 걸려 있는 쪽의 측면으로 선다. 폴대는 고무 부분을 발가락 옆 라인에 두고 세우며, 두 손은 팔꿈치 보다 낮게 위치시켜 폴대를 잡는다.
- 왼쪽 다리를 들어올려 고관절과 무릎을 구부려준다. 오른팔은 사선앞으로 뻗고 왼팔은 몸 뒤쪽으로 뻗는다.
- 숨을 들이마신다.

- 왼쪽 다리를 오른쪽 다리 옆으로 보내면서 엉덩이에 힘을 주고 마지막에 엄지발가락 끝부분만 바닥에 닿도록 한다(몸의 중심은 오른쪽 다리에 있다).
- 승모근과 목은 완전히 이완하면서 왼팔은 앞으로 보내고 오른팔은 뒤로 보내며 날개뼈를 모으는 힘을 준다.
- 숨을 내쉬면서 다리를 뻗고 팔을 움직이는 동시에 엉덩이, 복부, 견갑골(오른쪽)에 힘을 주는 3point power를 실행한다.
- 총 6~8회 정도 반복한다.
- 뒤돌아서 반대쪽도 똑같이 반복한다.

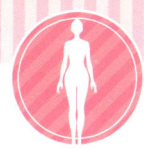

1. 임신초기(0~12주/1~3개월) 운동

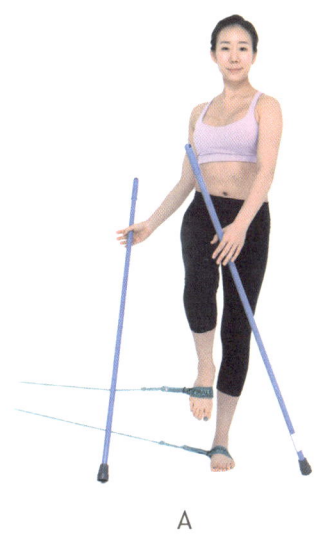

A

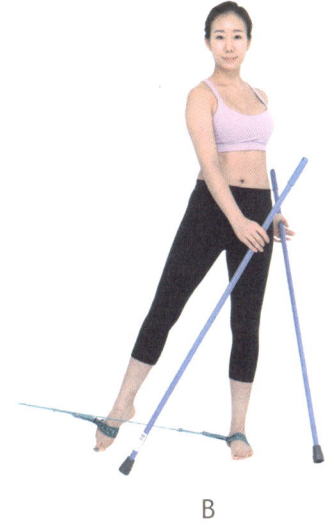

B

| 시작자세 (호흡: 들이마시기) | 본 운동 (호흡: 내쉬기) |

- 두 다리를 골반 넓이로 벌리고 밴드가 걸려 있는 쪽의 측면으로 선다. 폴대는 고무 부분을 발가락 옆 라인에 두고 세우며, 두 손은 팔꿈치 보다 낮게 위치시켜 폴대를 잡는다.
- 오른쪽 다리를 들어올려 고관절과 무릎을 구부려준다. 왼팔은 사선앞으로 뻗고 오른팔은 몸 뒤쪽으로 뻗는다.
- 숨을 들이마신다.

- 오른쪽 다리를 왼쪽 다리 옆으로 보내면서 엉덩이에 힘을 주고 마지막에 엄지발가락 끝부분만 바닥에 닿도록 한다(몸의 중심은 왼쪽 다리에 둔다).
- 승모근과 목은 완전히 이완하면서 오른팔은 앞으로 보내고 왼팔은 뒤로 보내며 날개뼈를 모으는 힘을 준다.
- 숨을 내쉬면서 다리를 뻗고 팔을 움직이는 동시에 엉덩이, 복부, 견갑골(오른쪽)에 힘을 주는 3point power를 실행한다.
- 총 6~8회 정도 반복한다.
- 뒤돌아서 반대쪽도 똑같이 반복한다.

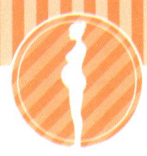

2. 임신중기(13~28주/4~7개월) 운동

 임신 중기의 특징

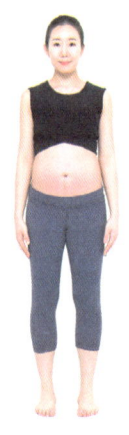 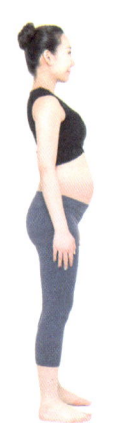

〈임신 24주의 저자〉

　임신 기간 중 최상의 컨디션을 보이는 임신 중기는 초기에 심했던 입덧이나 피로감이 대부분 사라져 상대적으로 편안한 시기를 보낼 수 있습니다. 자궁이 커지기 시작하면서 외형적으로도 아랫배가 많이 불러오고, 이에 따라 요추전만, 거북목, 굽은어깨 등의 체형 변화가 눈에 띄게 나타나게 됩니다. 급격히 변하는 체형 때문에 혈액순환에 문제가 생겨 부종이나 다리가 저리는 현상이 나타나기도 하며 요통, 목 어깨 통증, 보행변화 등 으로 근골격계 통증이 나타나는 시기입니다.

 임신 중기 운동법

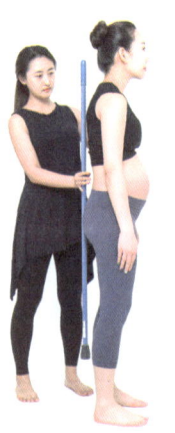 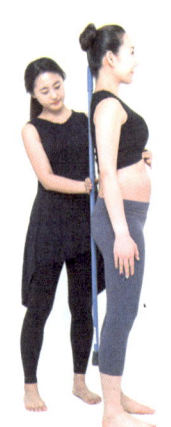

　적절한 체중유지와 정상 체형유지를 목표로 운동을 해야 합니다. 운동을 통해 부종, 요통, 복직근이개를 예방하고 바른자세 유지근을 강화하며 올바른 보행 연습을 해야 합니다. 임신 초기보다 높은 강도로 규칙적인 운동을 시행하도록 합니다. **임신 초기 동작들을 기본 warm up으로 하고, 본 동작으로 다음 중기 운동을 사용하도록 합니다.**

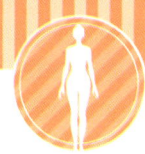

2. 임신중기(13~28주/4~7개월) 운동

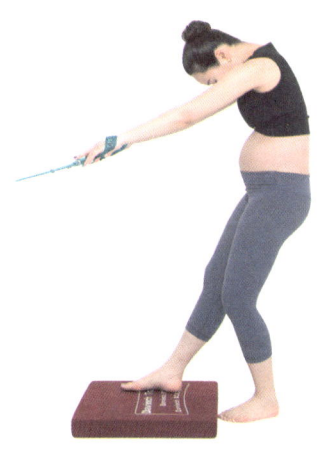

A

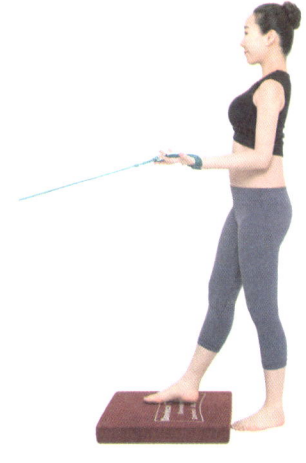

B

| 시작자세 (호흡: 들이마시기) | 본 운동 (호흡: 내쉬기) |

A

- 밴드를 마주보고 선 자세를 취한다.
- 오른쪽 다리는 앞으로 뻗어서 매트 위에 올려놓는다. 이때 무릎은 곧게 펴야 하며 왼쪽 다리는 무릎을 굽혀 준다.
- 두 팔은 힘을 빼고 밴드 탄성의 힘에 끌려 자연스럽게 앞쪽으로 당겨지도록 한다.
- 상부 흉추를 둥글게 말아서 앞으로 숙이며 등을 이완시킨다(cat stretch-이때 흉골이 치골결합부위 보다 앞으로 나가지 않도록 한다).
- 손바닥은 바닥을 향한다.
- 숨을 들이마시면서 복부를 충분히 이완하고 온 몸에 긴장을 푼다.

B

- 왼쪽 다리의 무릎을 펴면서 엉덩이에 힘을 주고 고개를 들어 몸통을 수직 축에 맞춰 바르게 세운다.
- 두 팔꿈치를 90도로 접어 수평하게 뒤로 당기고 어깨를 열어준다.
- 승모근과 목은 완전히 이완하고 양쪽 날개뼈는 서로 모아 앞쪽 가슴을 펴준다.
- 체중은 왼쪽 다리에 둔다.
- 하복부를 넣으면서 호흡을 내쉬며 엉덩이, 복부, 견갑골에 힘을 주는 3point power를 실행한다.
- 반대쪽 다리도 똑같이 실행한다.
- 총 6~8회 정도 반복한다.

 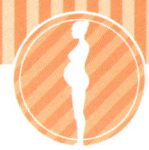

2. 임신중기(13~28주/4~7개월) 운동

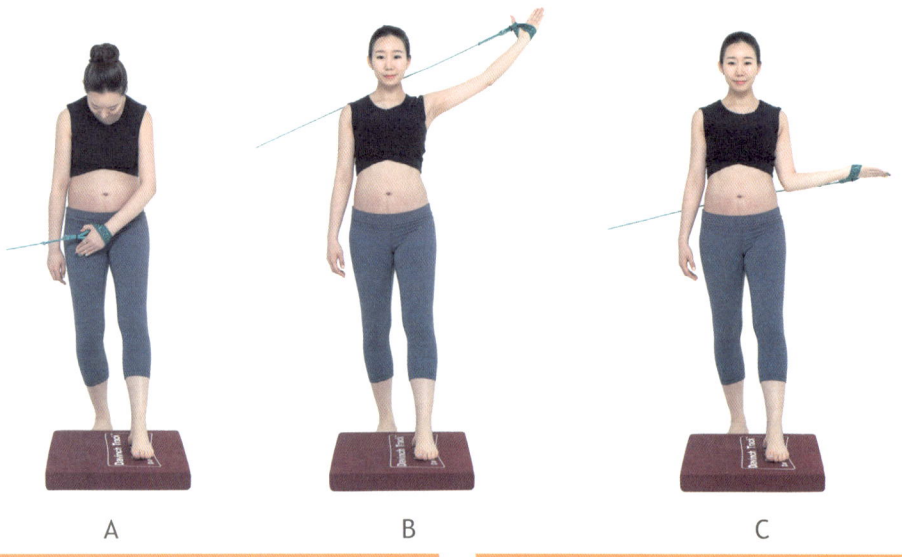

A   B   C

시작자세 (호흡: 들이마시기)

A

- 밴드가 걸려있는 쪽의 측면으로 선다. 왼쪽 다리는 무릎을 펴고 앞으로 뻗어서 매트 위에 올려놓고 오른쪽 다리는 무릎을 구부린다.
- 왼팔은 밴드의 힘에 끌려 자연스럽게 앞쪽으로 당겨지도록 한다. 손바닥은 골반 쪽을 향한다.
- 상부 흉추를 둥글게 말아서 앞으로 숙이며 등을 이완시킨다(cat stretch-이때 흉골이 치골 결합부위 보다 앞으로 나가지 않도록 한다).
- 숨을 들이마시면서 복부를 충분히 이완하고 온 몸에 긴장을 푼다.

본 운동 (호흡: 내쉬기)

B

- 오른쪽 다리의 무릎을 펴면서 엉덩이에 힘을 주고 고개를 들어 몸통을 수직 축에 맞춰 바르게 세운다.
- 왼쪽 팔을 피면서 사선 상방향으로 들어 올린다.
- 체중은 왼쪽 다리에 준다.
- 견갑골을 척추 방향으로 당겨주며, 양쪽 어깨 높이를 똑같이 맞춘다.

C

- 팔꿈치를 90도로 구부리면서 손바닥은 위로, 엄지 손가락은 뒤를 향하게 한다.
- 견갑골은 척추 방향으로 당겨 주고 목은 완전히 이완시킨다.
- 하복부를 넣으면서 호흡을 내쉬며 엉덩이, 복부, 견갑골에 힘을 주는 3point power를 실행한다.
- 총 6~8회 정도 반복한다.
- 반대쪽 다리도 똑같이 실행한다.

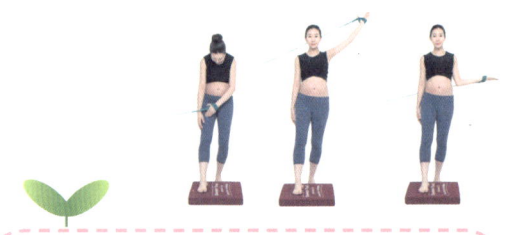

→ 다리를 바꿔서 오른다리를 올려놓고 실시하며 뒤돌아서 반대 팔도 똑같이 해준다.

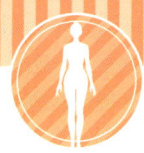

2. 임신중기(13~28주/4~7개월) 운동

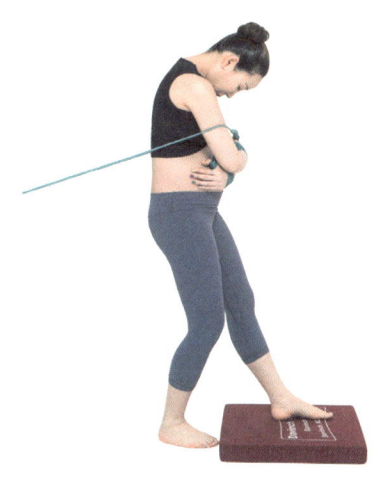
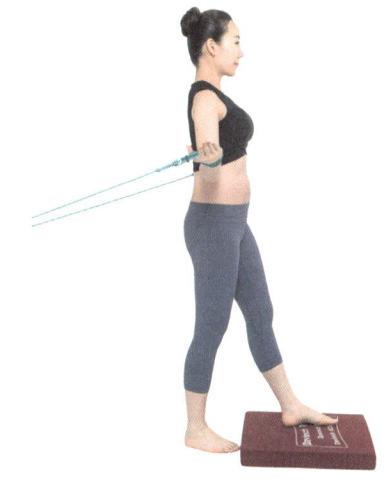

A   B

| 시작자세 (호흡: 들이마시기) | 본 운동 (호흡: 내쉬기) |

- 밴드가 걸려있는 쪽을 등지고 선다. 왼쪽 다리는 무릎을 펴고 앞으로 뻗어서 매트 위에 올려놓고 오른쪽 다리는 무릎을 구부린다.
- 두 팔을 배 앞으로 감싸고(밴드는 팔꿈치 위쪽으로 위치시킨다) 상부 흉추를 둥글게 말아서 앞으로 숙이며 등 전체를 이완시킨다 (cat stretch-이때 흉골이 치골결합부위보다 앞으로 나가지 않도록 한다).
- 숨을 들이마시면서 복부를 충분히 이완하고 온 몸에 긴장을 푼다.

- 오른쪽 다리의 무릎을 피면서 엉덩이에 힘을 주고 고개를 들어 몸통을 수직 축에 맞춰 바르게 세운다.
- 두 팔꿈치를 90도로 접은 상태로 손을 옆구리 쪽으로 보내며 어깨를 열어주고 손바닥은 위쪽을 향하도록 한다.
- 승모근과 목은 완전히 이완하고 양쪽 날개뼈는 서로 모으는 힘을 주며 앞쪽 가슴을 펴준다.
- 하복부를 넣으면서 호흡을 내쉬며 엉덩이, 복부, 견갑골에 힘을 주는 3point power를 실행한다.
- 6~8회 정도 반복한다.
- 반대쪽 다리도 똑같이 실행한다.

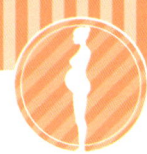

2. 임신중기(13~28주/4~7개월) 운동

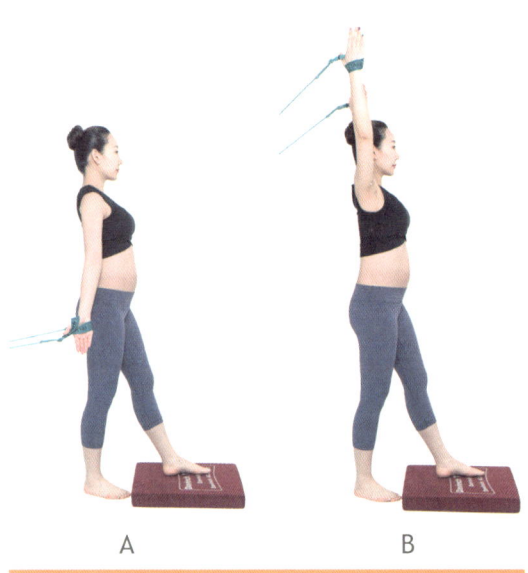
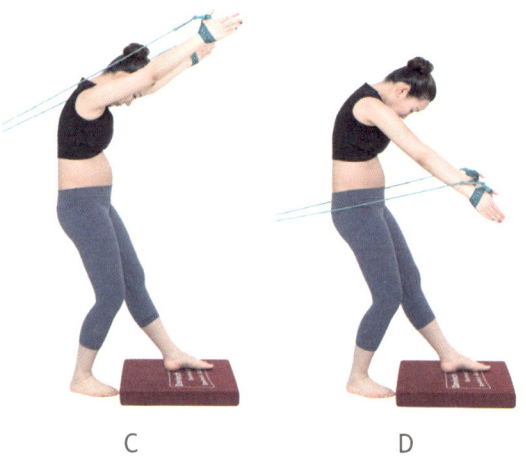

A   B   C   D

시작자세 (호흡: 들이마시기)   **본 운동 (호흡: 내쉬기)**

A

- 밴드가 걸려있는 쪽을 등지고 선다. 왼쪽 다리는 무릎을 펴고 앞으로 뻗어서 매트 위에 올려놓는다.
- 두 팔은 차렷 자세로 곧게 펴고 엄지손가락을 뒤쪽으로 향하게 한다.

B

- 숨을 들이 마시면서 두 팔을 V자 모양으로 살짝 벌려 머리 위로 올려 주고 견갑골은 뒤쪽 아래 방향으로 당겨주며 목과 승모근은 이완한다.

팔을 어깨에서 30cm 정도 벌리고 큰 원을 신체의 측면에 그리듯 운동한다.

C

- 오른쪽 무릎을 구부리면서 엉덩이에 힘을 주고 턱을 흉골 방향으로 당겨준다. 경추부터 척추 뼈 마디마디 둥글게 말아주며 호흡을 내쉬기 시작한다.
- 상부 흉추는 계속해서 둥글게 말아주고 (cat stretch-이때 흉골이 치골결합부위 보다 앞으로 나가지 않도록 한다) 두 팔은 앞으로 뻗어준다. 내쉬는 호흡에 엉덩이를 조임과 동시에 복부는 척추방향으로 최대한 넣어준다.

D

- 골반을 약간 후방경사 시켜 후만곡 아치를 극대화시키고 두 팔은 차렷 자세로 돌아오며 손바닥을 뒤집어 A동작으로 마무리 한다.
- 총 6~8회 정도 반복한다.
- 반대쪽 다리도 똑같이 실행한다.

2. 임신중기(13~28주/4~7개월) 운동

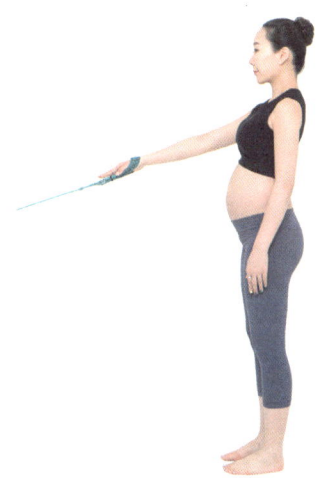   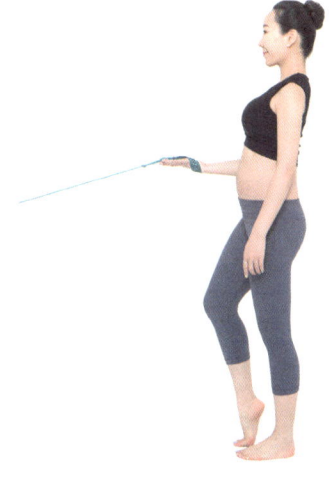

A   B

| 시작자세 (호흡: 들이마시기) | 본 운동 (호흡: 내쉬기) |

- 두 다리를 골반 넓이로 벌리고 밴드가 걸려 있는 방향을 향해 서서 오른손만 밴드를 잡는다.
- 오른팔은 힘을 빼고 밴드 탄성의 힘에 끌려 자연스럽게 앞쪽으로 당겨지도록 한다.
- 손바닥은 바닥을 향한다.
- 숨을 들이마시면서 복부를 충분히 이완하고 온 몸에 긴장을 푼다.

- 엉덩이에 힘을 주고 몸통을 수직 축에 맞춰 바르게 세우면서 오른쪽 발 뒤꿈치를 들어 올린다. 동시에 오른팔 팔꿈치를 90도로 접어 수평하게 뒤로 당기고 어깨를 열어준다.
- 승모근과 목은 완전히 이완하고 오른쪽 견갑골을 조이며 앞쪽 가슴을 펴준다.
- 하복부를 넣으면서 호흡을 내쉬며 엉덩이, 복부, 견갑골에 힘을 주는 3point power 를 실행한다.
- 다시 시작자세로 돌아가 두번째에는 왼쪽 발 뒤꿈치를 들어 올린다. 이렇게 번갈아 가면서 6~8회 반복하며 반대쪽(왼손에 밴드 끼우기)도 똑같이 실행한다.

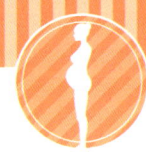

2. 임신중기(13~28주/4~7개월) 운동

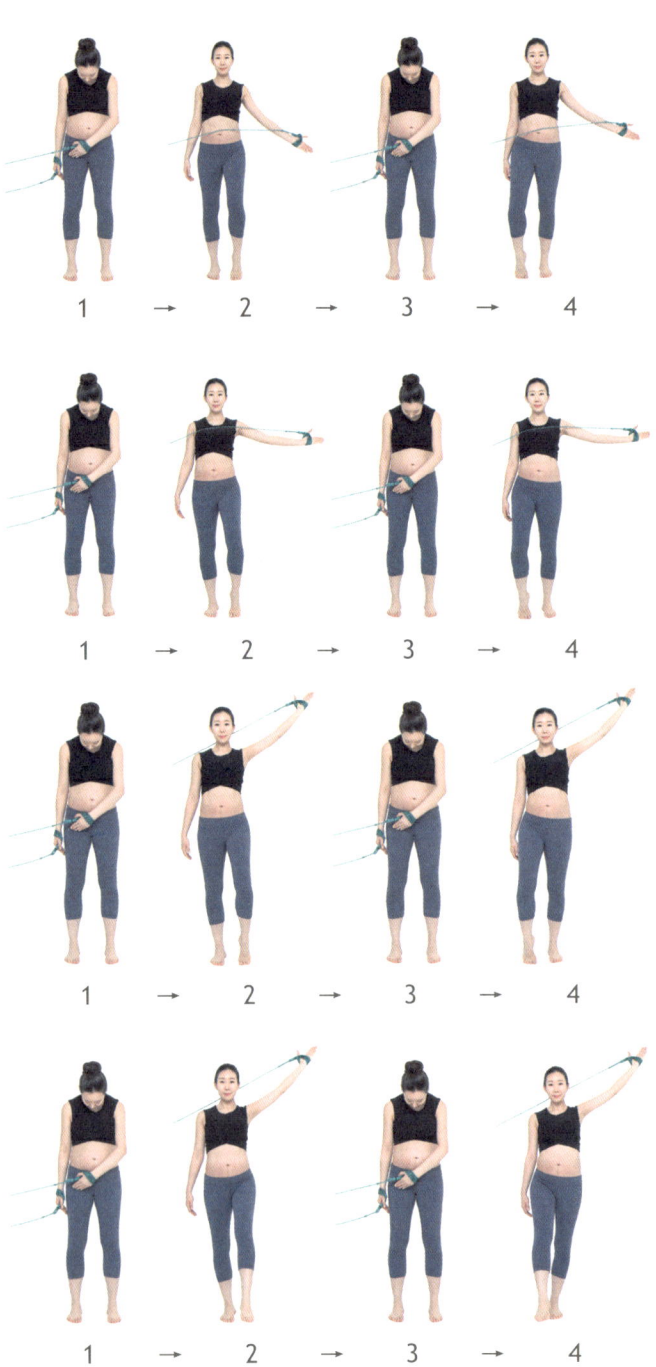

1. 상부 흉추를 둥글게 말아서 앞으로 숙이며 숨을 들이 마신다.
2. 내쉬는 호흡에 왼팔을 골반 높이로 뻗으면서 왼쪽 발 뒤꿈치를 들어 올린다.
3. 다시 팔과 다리를 제자리로 놓고 준비동작으로 돌아가 숨을 들이 마신다.
4. 내쉬는 호흡에 왼팔을 골반 높이로 뻗으면서 이번에는 오른쪽 발 뒤꿈치를 들어 올린다.

1. 상부 흉추를 둥글게 말아서 앞으로 숙이며 숨을 들이 마신다.
2. 내쉬는 호흡에 왼팔을 어깨 높이로 뻗으면서 왼쪽 발 뒤꿈치를 들어 올린다.
3. 다시 팔과 다리를 제자리로 놓고 준비동작으로 돌아가 숨을 들이 마신다.
4. 내쉬는 호흡에 왼팔을 어깨 높이로 뻗으면서 이번에는 오른쪽 발 뒤꿈치를 들어 올린다.

1. 상부 흉추를 둥글게 말아서 앞으로 숙이며 숨을 들이 마신다.
2. 내쉬는 호흡에 왼팔을 사선 위로 뻗으면서(밴드는 머리 뒤쪽으로 넘기기) 왼쪽 발 뒤꿈치를 들어 올린다.
3. 다시 팔과 다리를 제자리로 놓고 준비동작으로 돌아가 숨을 들이 마신다.
4. 내쉬는 호흡에 왼팔을 사선 위로 뻗으면서 이번에는 오른쪽 발 뒤꿈치를 들어 올린다.

1. 상부 흉추를 둥글게 말아서 앞으로 숙이며 숨을 들이 마신다.
2. 내쉬는 호흡에 왼팔을 사선 위로 뻗으면서(밴드는 머리 뒤쪽으로 넘기기) 왼발을 앞으로 들어 올린다
3. 다시 팔과 다리를 제자리로 놓고 준비동작으로 돌아가 숨을 들이 마신다.
4. 내쉬는 호흡에 왼팔을 사선 위로 뻗으면서 이번에는 오른발을 앞으로 들어 올린다.

- 총 6~8회 정도 반복한다.

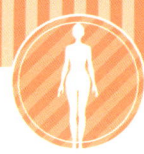

2. 임신중기(13~28주/4~7개월) 운동

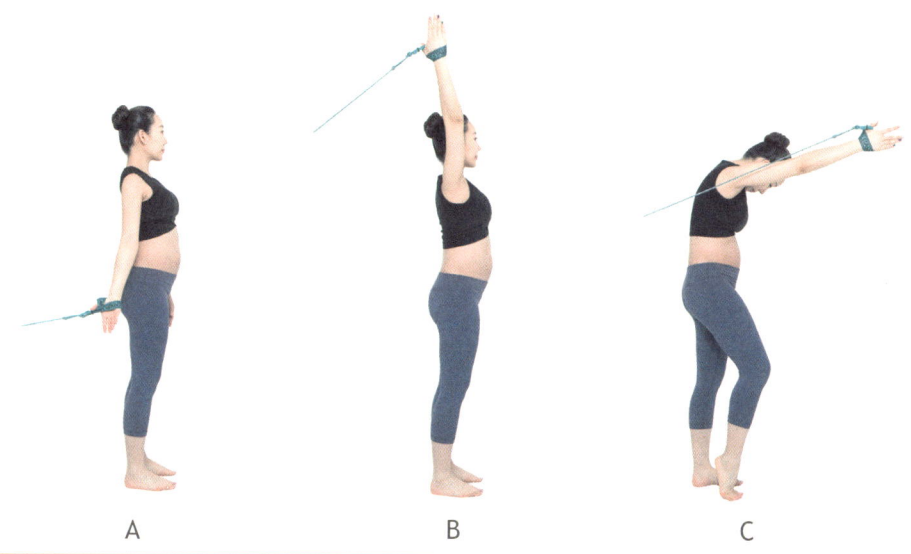

A   B   C

시작자세 (호흡: 들이마시기)

A

- 오른쪽 손에 밴드를 잡고 두 다리는 골반 넓이로 벌려 밴드가 걸려있는 쪽을 등지고 선다.
- 팔은 차렷 자세로 곧게 펴고 엄지손가락을 뒤쪽으로 향하게 한다.

B

- 숨을 들이 마시면서 팔로 원을 그리듯이 올려 귀 옆으로 살짝 벌려주고 견갑골은 뒤쪽 아래 방향으로 당겨주며 목과 승모근은 이완한다.

본 운동 (호흡: 내쉬기)

팔을 어깨에서 30cm 정도 벌리고 큰 원을 신체의 측면에 그리듯 운동한다.

C

- 오른발 뒤꿈치를 들어 올리면서 왼쪽 엉덩이에 힘을 주고 턱을 흉골 방향으로 당겨준다. 경추부터 척추 뼈 마디마디 둥글게 말아주며 호흡을 내쉬기 시작한다.
- 상부 흉추는 계속해서 둥글게 말아주고 (cat stretch-이때 흉골이 치골결합부위 보다 앞으로 나가지 않도록 한다) 오른팔은 앞으로 뻗어준다. 내쉬는 호흡에 엉덩이를 조임과 동시에 복부는 척추 방향으로 최대한 넣어준다.
- 골반을 약간 후방경사 시켜 후만곡 아치를 극대화시키고 팔은 차렷 자세로 돌아오며 손바닥을 뒤집어 다시 A동작으로 마무리 한다.
- 오른발과 왼발 번갈아 6~8회 반복하며 팔을 바꿔서 똑같이 실행한다.

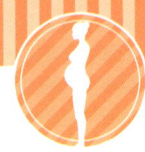

2. 임신중기(13~28주/4~7개월) 운동

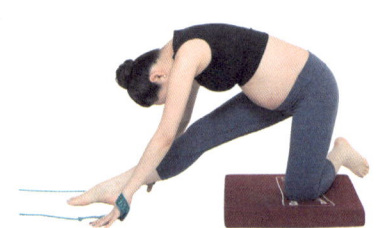

A

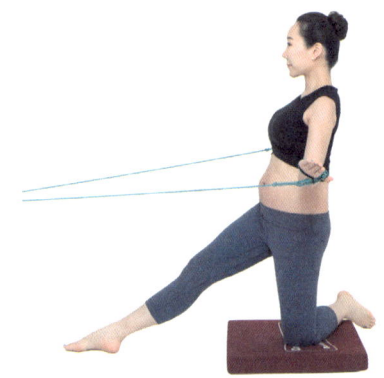

B

 시작자세 (호흡: 들이마시기)

- 밴드를 마주보고 패드 위에 무릎을 꿇고 앉아 오른쪽 다리는 앞으로 뻗어준다.
- 오른쪽 발가락 끝은 앞으로 뻗어서 아래로 향하게 하고, 왼쪽 발끝은 오른쪽으로 보내어 뻗은 다리와 직각이 될 수 있도록 하여 동작 수행 시 흔들림 없이 안정감을 준다.
- 머리부터 척추 뼈를 둥글게 말아서 앞으로 숙이며 등을 이완하고, 손은 다리 양 옆을 짚어서 허벅지 뒤쪽 근육을 스트레칭 시켜준다.
- 숨을 들이마시면서 복부를 충분히 이완하고 온 몸에 긴장을 푼다.

 본 운동 (호흡: 내쉬기)

- 엉덩이에 힘을 주고 고개를 들어 몸통을 수직 축에 맞춰 바르게 세운다.
- 두 팔꿈치를 90도로 접어 수평하게 뒤로 당기고 어깨를 열어준다.
- 승모근과 목은 완전히 이완하고 양쪽 날개뼈는 서로 모아 앞쪽 가슴을 펴준다.
- 체중은 왼쪽 다리에 둔다.
- 하복부를 넣으면서 호흡을 내쉬며 엉덩이, 복부, 견갑골에 힘을 주는 3point power를 실행한다.
- 총 6~8회 정도 반복한다.
- 반대쪽 다리도 똑같이 실행한다.

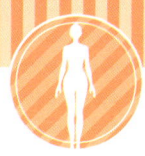

2. 임신중기(13~28주/4~7개월) 운동

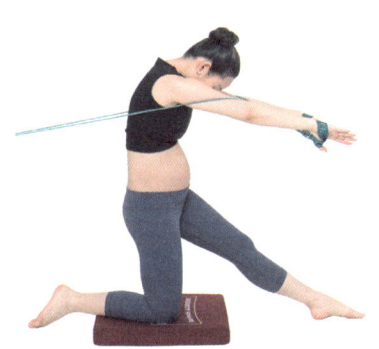
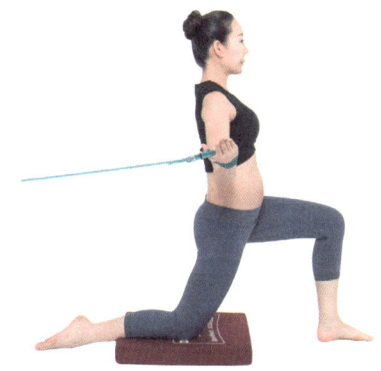

A   B

| 시작자세 (호흡: 들이마시기) | 본 운동 (호흡: 내쉬기) |

- 밴드가 걸려있는 쪽을 등지고 무릎을 꿇고 앉아 왼쪽 다리를 앞쪽으로 세운다.
- 두 팔을 배 앞으로 감싸거나, 두 팔을 어깨 높이 앞으로 뻗어 상부 흉추를 둥글게 말아서 앞으로 숙이며 등 전체를 이완시킨다 (cat stretch-이때 흉골이 치골결합부위보다 앞으로 나가지 않도록 한다).
- 숨을 들이마시면서 복부를 충분히 이완하고 온 몸에 긴장을 푼다.

- 엉덩이에 힘을 주고 고개를 들어 몸통을 수직 축에 맞춰 바르게 세운다.
- 두 팔꿈치를 90도로 접은 상태로 손을 옆구리 쪽으로 보내며 어깨를 열어주고 손바닥은 위쪽을 향한다.
- 승모근과 목은 완전히 이완하고 양쪽 날개뼈는 서로 모으는 힘을 주며 앞쪽 가슴을 펴준다.
- 오른쪽 둔부에 힘을 주고 골반을 앞으로 밀어 오른쪽 고관절 굴곡근을 스트레칭 시켜준다.
- 하복부를 넣으면서 호흡을 내쉬며 엉덩이, 복부, 견갑골에 힘을 주는 3point power를 실행한다.
- 총 6~8회 정도 반복한다.
- 다리 위치를 바꿔서 동일한 방법으로 운동을 반복한다.

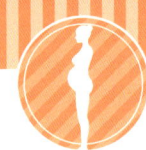

2. 임신중기(13~28주/4~7개월) 운동

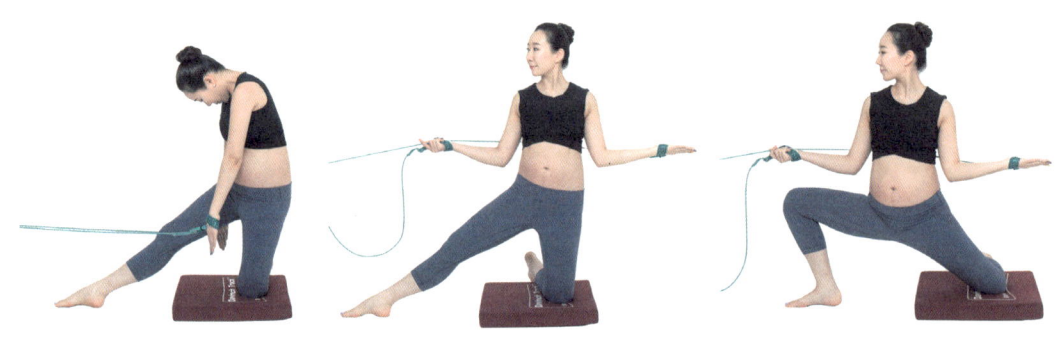

A   B   C

시작자세 (호흡: 들이마시기)

A

- 밴드를 마주보고 패드 위에 무릎을 꿇고 앉아 오른쪽 다리는 앞으로 뻗어준다.
- 오른쪽 발가락 끝은 앞으로 뻗어서 아래로 향하게 하고, 왼쪽 발끝은 오른쪽으로 보내어 뻗은 다리와 직각이 될 수 있도록 하여 동작 수행 시 흔들림 없이 안정감을 준다.
- 머리부터 상부흉추를 둥글게 말아서 앞으로 숙이며 등을 이완하고, 손은 다리 양 옆에 위치시켜 수직 아래로 내린다.
- 숨을 들이마시면서 복부를 충분히 이완하고 온 몸에 긴장을 푼다.

본 운동 (호흡: 내쉬기)

B

- 엉덩이에 힘을 주고 고개를 들어 몸통을 수직축에 맞춰 바르게 세운다.
- 왼팔을 머리 뒤로 넘겨 팔꿈치를 90도로 접고 손바닥은 위로, 엄지 손가락은 뒤를 향하게 한다. (오른팔 팔꿈치도 90도로 접어 손바닥은 위를 향하게 하며, 왼쪽 줄을 엄지와 검지로 잡는다.)
- 승모근과 목은 완전히 이완하고 양쪽 날개뼈는 서로 모아 앞쪽 가슴을 펴준다.
- 하복부를 넣으면서 호흡을 내쉬며 엉덩이, 복부, 견갑골에 힘을 주는 3point power를 실행한다.

C

- 앞으로 뻗은 오른쪽 다리의 무릎을 접어 몸의 중심을 앞으로 이동시키며 내전근 스트레칭을 실행한다. (골반이 전만되지 않도록 주의)
- 총 6~8회 정도 반복한다.
- 반대쪽도 똑같이 반복한다.

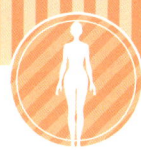

2. 임신중기(13~28주/4~7개월) 운동

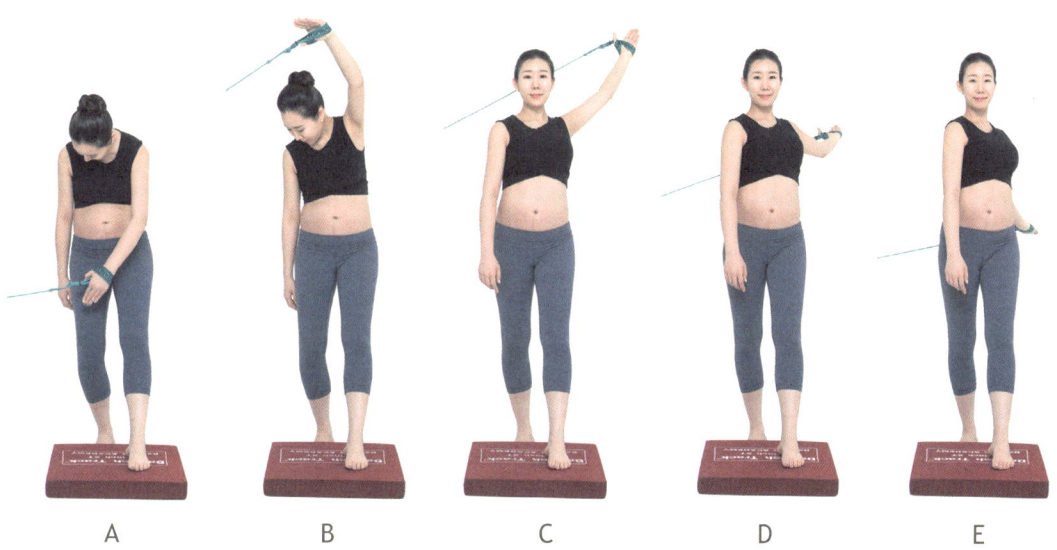

A   B   C   D   E

시작자세 (호흡: 들이마시기)

A

- 밴드가 걸려있는 쪽의 측면으로 선다. 왼쪽 다리는 무릎을 펴고 앞으로 뻗어서 매트 위에 올려놓고 오른쪽 다리는 무릎을 구부린다.
- 왼팔은 밴드의 힘에 끌려 자연스럽게 앞쪽으로 당겨지도록 한다.
- 상부 흉추를 둥글게 말아서 앞으로 숙이며 등을 이완시킨다(cat stretch-이때 흉골이 치골결합부위 보다 앞으로 나가지 않도록 한다). 이때 왼쪽 어깨부분이 앞으로 회전되면서 상부 흉추 또한 회전 되어야 한다.
- 숨을 들이마시면서 복부를 충분히 이완하고 온 몸에 긴장을 푼다.

본 운동 (호흡: 내쉬기)

팔을 몸 뒤로 넘기면서 누운 8자를 그리듯 운동한다.

B → C

- 오른쪽 다리를 서서히 펴면서 일어나고 팔은 머리 뒤로 넘기기 시작한다.

D → E

- 팔을 뒤로 넘기면서 어깨를 펴고 왼쪽 견갑골을 척추를 향해 강하게 조여 가슴 앞쪽 근육을 늘려준다. 팔을 최대한 뒤로 넘겼을 때 겨드랑이를 강하게 조여 어깨를 왼쪽 뒤로 회전시켜 척추 또한 회전될 수 있도록 한다.
- 다시 E→D→C→B→A 동작 순서로 거꾸로 시행하며 처음 시작 자세로 돌아온다.
- 이 동작은 경추와 흉추 전체의 회전을 만들어 주는 것을 목적으로 한다.
- 총 6~8회 정도 반복한다.
- 반대쪽 방향도 똑같이 실행한다.

2. 임신중기(13~28주/4~7개월) 운동

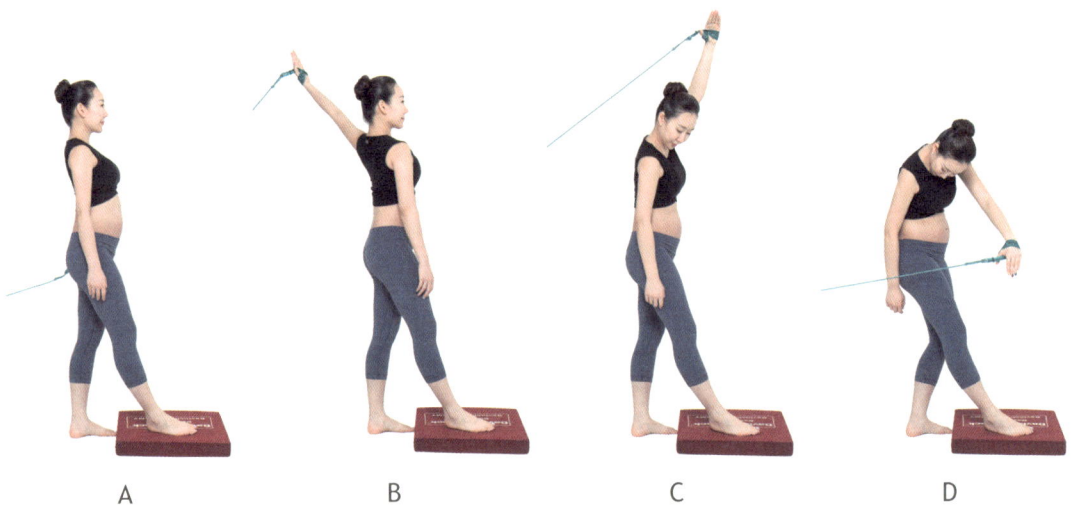

A   B   C   D

시작자세 (호흡: 들이마시기)

A

- 밴드가 걸려있는 쪽을 등지고 선다. 오른쪽 다리는 무릎을 펴고 앞으로 뻗어서 매트 위에 올려놓고 왼쪽 다리는 무릎을 펴준다.
- 왼쪽 어깨를 뒤쪽으로 회전시키며 왼팔을 머리 위쪽을 향해 들어 올린다.
- 위 동작을 시작하면서 숨을 들이 마신다.

본 운동 (호흡: 내쉬기)

팔을 몸 앞(반대쪽 어깨)으로 넘기면서
누운 8자를 그리듯 운동한다.

B → C

- 호흡을 내쉬며 왼쪽 다리를 서서히 구부리고 팔을 몸통 앞쪽으로 보낸다. 머리부터 서서히 숙이고 왼쪽 어깨를 오른쪽으로 움직이면서 흉추를 회전시킨다. 손끝을 누가 앞에서 잡아 끌어준다는 느낌으로 밀어주되 흉골이 치골보다 앞으로 나오지 않도록 유지한다.

D → E

- 손끝을 왼쪽 사선 앞 방향으로 보내면서 밴드가 오른쪽 어깨 옆으로 넘어오도록 한다. 이 때 척추는 최대로 회전이 되어 있어야 하며 상부 흉추를 둥글게 말아서 앞으로 숙이며 등을 이완시킨다.
- 다시 D→C→B→A 동작 순서로 거꾸로 시행하며 처음 시작 자세로 돌아온다.
- 이 동작은 경추와 흉추 전체의 회전을 만들어 주는 것을 목적으로 한다.
- 총 6~8회 정도 반복한다.
- 반대쪽 방향도 똑같이 실행한다.

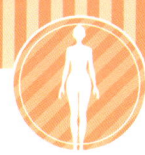

2. 임신중기(13~28주/4~7개월) 운동

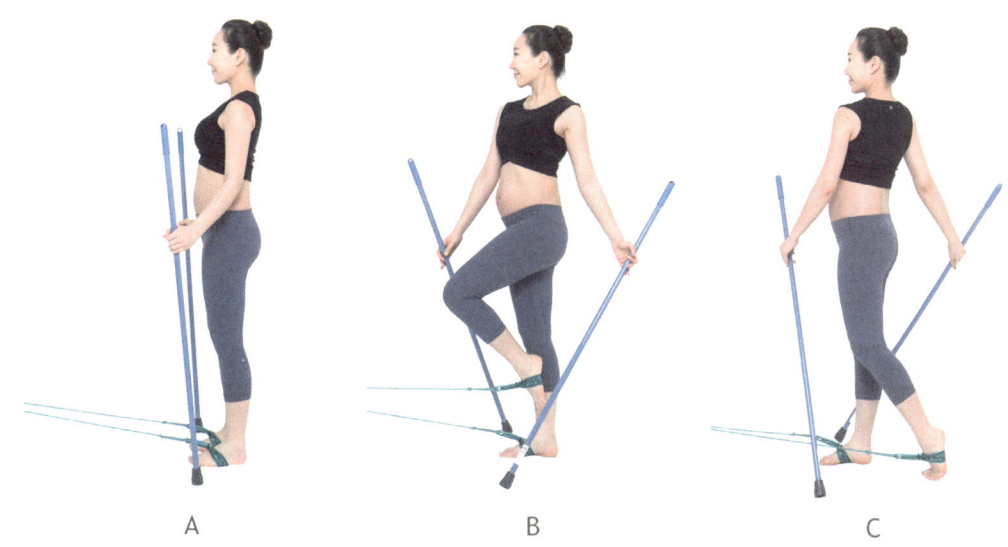

A　　　　　　　　　　B　　　　　　　　　　C

시작자세 (호흡: 들이마시기)

A

- 두 다리를 골반 넓이로 벌리고 밴드가 걸려 있는 방향을 향해 선다. 폴대는 고무 부분을 발가락 옆 라인에 두고 세우며, 두 손은 팔꿈치 보다 낮게 위치시켜 폴대를 잡는다.

B

- 왼쪽 다리를 들어올려 고관절과 무릎을 구부려준다. 오른팔은 사선앞으로 뻗고 왼팔은 몸 뒤쪽으로 뻗는다.
- 숨을 들이마신다.

본 운동 (호흡: 내쉬기)

C

- 왼쪽 다리를 뒤로 보내면서 엉덩이에 힘을 주고 마지막에 발끝은 바닥에 닿도록 한다 (왼쪽 무릎은 오른쪽 무릎 바로 옆에 위치시킨다). 왼쪽 고관절의 신전이 충분히 이루어 지되 요추의 전만이 일어나지 않도록 주의한다.
- 승모근과 목은 완전히 이완하면서 왼팔은 앞으로 보내고 오른팔은 뒤로 보내며 날개뼈를 모으는 힘을 준다.
- 숨을 내쉬면서 다리를 뻗고 팔을 움직이는 동시에 엉덩이, 복부, 견갑골(오른쪽)에 힘을 주는 3point power를 실행한다.
- 총 6~8회 정도 반복한다.
- 반대쪽도 똑같이 반복한다.

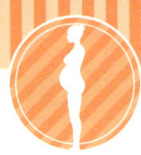

2. 임신중기(13~28주/4~7개월) 운동

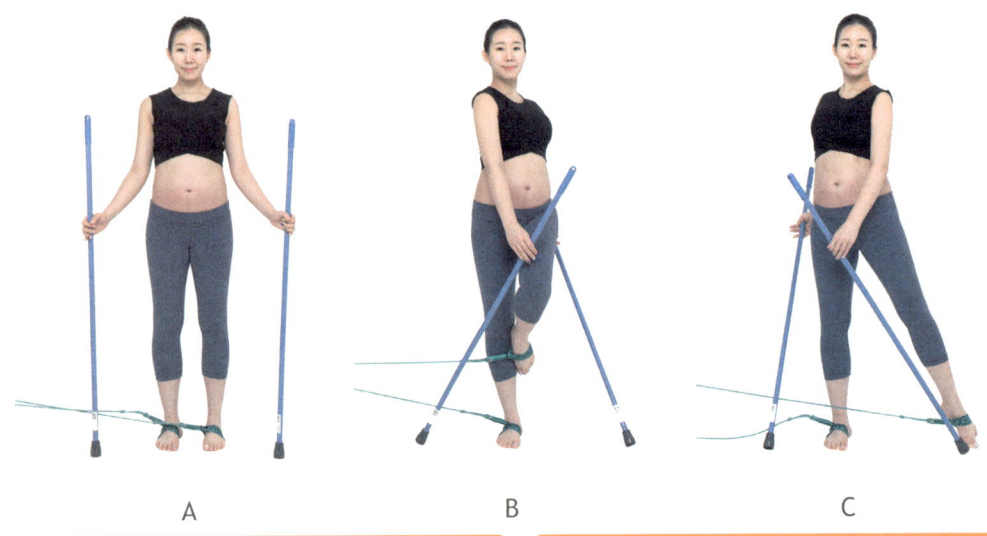

A B C

시작자세 (호흡: 들이마시기)

A

- 두 다리를 골반 넓이로 벌리고 밴드가 걸려 있는 쪽의 측면으로 선다. 폴대는 고무 부분을 발가락 옆 라인에 두고 세우며, 두 손은 팔꿈치 보다 낮게 위치시켜 폴대를 잡는다.

B

- 왼쪽 다리를 들어올려 고관절과 무릎을 구부려준다. 오른팔은 사선앞으로 뻗고 왼팔은 몸 뒤쪽으로 뻗는다.
- 숨을 들이마신다.

본 운동 (호흡: 내쉬기)

C

- 왼쪽 다리를 오른쪽 다리 옆으로 보내면서 엉덩이에 힘을 주고 마지막에 엄지발가락 끝부분만 바닥에 닿도록 한다(몸의 중심은 오른쪽 다리에 있다).
- 승모근과 목은 완전히 이완하면서 왼팔은 앞으로 보내고 오른팔은 뒤로 보내며 날개뼈를 모으는 힘을 준다.
- 숨을 내쉬면서 다리를 뻗고 팔을 움직이는 동시에 엉덩이, 복부, 견갑골(오른쪽)에 힘을 주는 3point power를 실행한다.
- 총 6~8회 정도 반복한다.
- 뒤돌아서 반대쪽도 똑같이 반복한다.

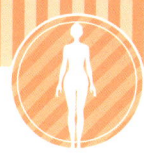

2. 임신중기(13~28주/4~7개월) 운동

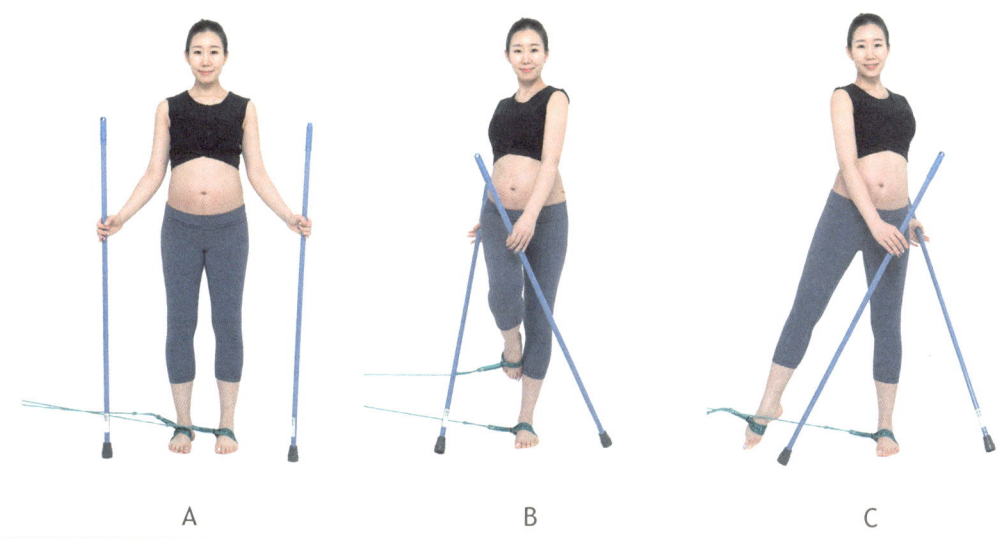

A   B   C

시작자세 (호흡: 들이마시기)　　　　　본 운동 (호흡: 내쉬기)

A

- 두 다리를 골반 넓이로 벌리고 밴드가 걸려 있는 쪽의 측면으로 선다. 폴대는 고무 부분을 발가락 옆 라인에 두고 세우며, 두 손은 팔꿈치 보다 낮게 위치시켜 폴대를 잡는다.

B

- 오른쪽 다리를 들어올려 고관절과 무릎을 구부려준다. 왼팔은 사선앞으로 뻗고 오른팔은 몸 뒤쪽으로 뻗는다.
- 숨을 들이마신다.

C

- 오른쪽 다리를 왼쪽 다리 옆으로 보내면서 엉덩이에 힘을 주고 마지막에 엄지발가락 끝부분만 바닥에 닿도록 한다(몸의 중심은 왼쪽 다리에 있다).
- 승모근과 목은 완전히 이완하면서 오른팔은 앞으로 보내고 왼팔은 뒤로 보내며 날개뼈를 모으는 힘을 준다.
- 숨을 내쉬면서 다리를 뻗고 팔을 움직이는 동시에 엉덩이, 복부, 견갑골(오른쪽)에 힘을 주는 3point power를 실행한다.
- 총 6~8회 정도 반복한다.
- 뒤돌아서 반대쪽도 똑같이 반복한다.

3. 임신후기(29~40주/8~10개월) 운동

> 임신 후기의 특징

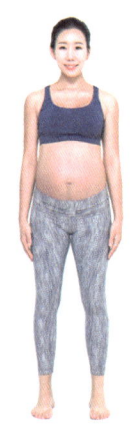
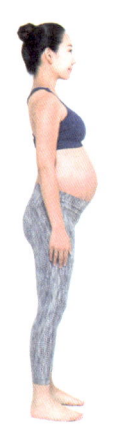

〈임신 32주의 저자〉

　이 시기에는 태아의 체중이 증가함에 따라 내부 장기의 위치 및 기능에 영향을 받아 소화불량, 빈뇨, 변비, 요실금, 호흡 가빠짐의 증상이 생기기 시작합니다. 또한 임신 초기 때 처럼 다시 전신의 피로감이 커지고 수면 장애가 나타나기도 합니다. 출산에 대한 불안감, 불어난 몸매에 대한 걱정 등 커지며, 태동이 심하면 배가 아프기도 하고 가진통 또한 느낄 수 있는 시기입니다. 체형의 변화가 심해지면서 이에 따른 근골격계 통증이 최대로 나타날 수 있습니다.

> 임신 후기 운동법

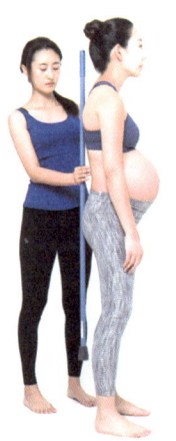
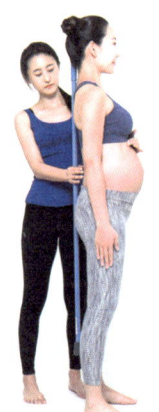

　이 시기에는 순산을 할 수 있는 몸 상태를 만들고 유지하는 것이 제일 중요합니다. 임신 중기의 운동을 그대로 진행하되, 운동의 강도는 중기 운동보다 약하게 그리고 최대한 천천히 진행해야 합니다. 또한 출산을 대비하여 전신을 이완시킴과 동시에 골반의 이완 및 유연성 증진, 출산에 도움을 주는 근력강화 훈련에 중점을 두어야 합니다. 분만의 상황을 상상하며 최대한 길게 호흡을 마시고 내뱉는 호흡운동 연습을 수시로 해야 합니다.

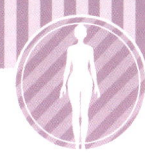

3. 임신후기(29~40주/8~10개월) 운동

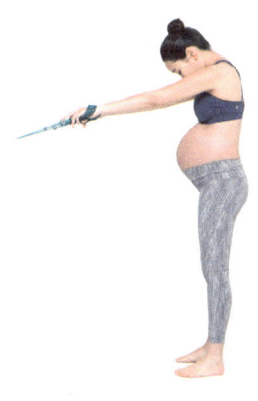
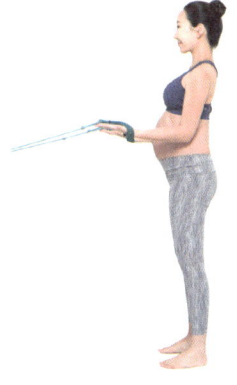

A　　　　　　　　　　　　　　　B

| 시작자세 (호흡: 들이마시기) | 본 운동 (호흡: 내쉬기) |

- 두 다리를 골반 넓이로 벌리고 밴드가 걸려 있는 방향을 향해 선다.
- 두 팔은 힘을 빼고 밴드 탄성의 힘에 끌려 자연스럽게 앞쪽으로 당겨지도록 한다.
- 상부 흉추를 둥글게 말아서 앞으로 숙이며 등을 이완시킨다(cat stretch-이때 흉골이 치골결합부위 보다 앞으로 나가지 않도록 한다).
- 손바닥은 바닥을 향한다.
- 숨을 들이마시면서 복부를 충분히 이완하고 온 몸에 긴장을 푼다.

- 엉덩이에 힘을 주고 고개를 들어 몸통을 수직 축에 맞춰 바르게 세운다.
- 두 팔꿈치를 90도로 접어 수평하게 뒤로 당기고 어깨를 열어준다.
- 승모근과 목은 완전히 이완하고 양쪽 날개뼈는 서로 모아 앞쪽 가슴을 펴준다.
- 하복부를 넣으면서 호흡을 내쉬며 엉덩이, 복부, 견갑골에 힘을 주는 3point power를 실행한다.
- 총 6~8회 정도 반복한다.

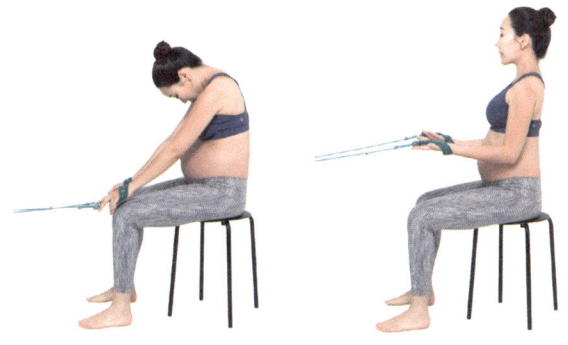

앉은 상태에서의 운동(Sitting position)

- 임신 후기로 피곤하거나 힘들 때, 혹은 처음 운동을 시작 한 사람은 sitting position 동작으로 진행해줍니다. (하지만 SPS운동의 기본은 standing position입니다.)

3. 임신후기(29~40주/8~10개월) 운동

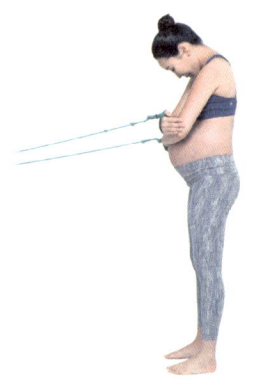
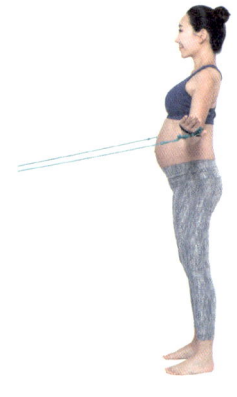

A B

시작자세 (호흡: 들이마시기)

- 두 다리를 골반 넓이로 벌리고 밴드가 걸려 있는 방향을 향해 선다.
- 두 팔을 배 앞으로 감싸고 상부 흉추를 둥글게 말아서 앞으로 숙이며 등 전체를 이완시킨다(cat stretch-이때 흉골이 치골결합부위 보다 앞으로 나가지 않도록 한다).
- 숨을 들이마시면서 복부를 충분히 이완하고 온 몸에 긴장을 푼다.

본 운동 (호흡: 내쉬기)

- 엉덩이에 힘을 주고 고개를 들어 몸통을 수직 축에 맞춰 바르게 세운다.
- 두 팔꿈치를 90도로 접은 상태로 손을 옆구리 쪽으로 보내며 어깨를 열어주고 손바닥은 위쪽을 향하도록 한다.
- 승모근과 목은 완전히 이완하고 양쪽 날개뼈는 서로 모으는 힘을 주며 앞쪽 가슴을 펴준다.
- 하복부를 넣으면서 호흡을 내쉬며 엉덩이, 복부, 견갑골에 힘을 주는 3point power를 실행한다.
- 총 6~8회 정도 반복한다.

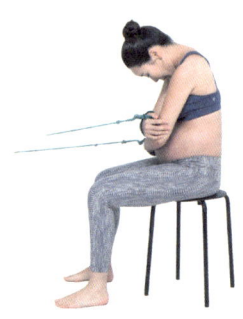
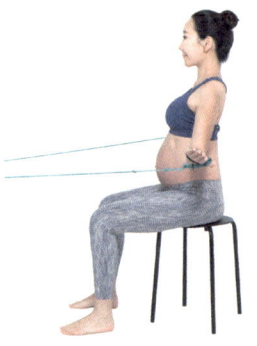

앉은 상태에서의 운동(Sitting position)

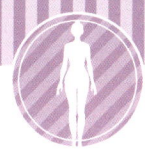

3. 임신후기(29~40주/8~10개월) 운동

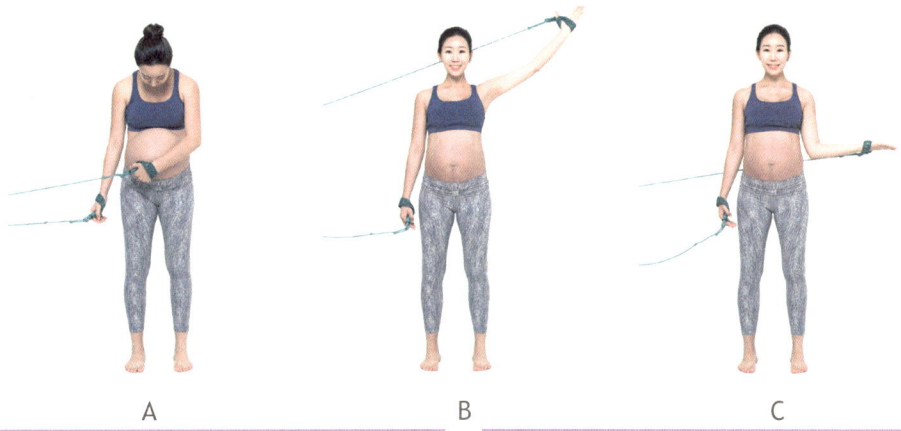

A   B   C

시작자세 (호흡: 들이마시기)	본 운동 (호흡: 내쉬기)

A

- 두 다리를 골반 넓이로 벌리고 밴드가 걸려 있는 쪽의 측면으로 선다
- 왼팔은 밴드의 힘에 끌려 자연스럽게 앞쪽으로 당겨지도록 한다. 손바닥은 골반 쪽을 향한다.
- 상부 흉추를 둥글게 말아서 앞으로 숙이며 등을 이완시킨다(cat stretch-이때 흉골이 치골결합부위 보다 앞으로 나가지 않도록 한다).
- 숨을 들이마시면서 복부를 충분히 이완하고 온 몸에 긴장을 푼다.

B

- 엉덩이에 힘을 주고 고개를 들어 몸통을 수직 축에 맞춰 바르게 세운다.
- 왼쪽 팔을 피면서 사선 상방향으로 들어 올린다.
- 견갑골을 척추 방향으로 당겨주며, 양쪽 어깨 높이를 똑같이 맞춘다.

C

- 팔꿈치를 90도로 구부리면서 손바닥은 위로, 엄지 손가락은 뒤를 향하게 한다.
- 견갑골은 척추 방향으로 당겨 주고 목은 완전히 이완시킨다.
  - 하복부를 넣으면서 호흡을 내쉬며 엉덩이, 복부, 견갑골에 힘을 주는 3point power를 실행한다.
  - 총 6~8회 정도 반복한다.

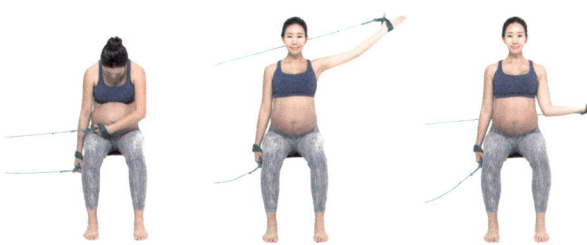

앉은 상태에서의 운동(Sitting position)

3. 임신후기(29~40주/8~10개월) 운동

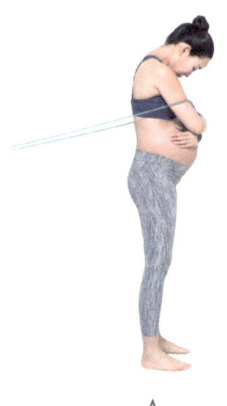
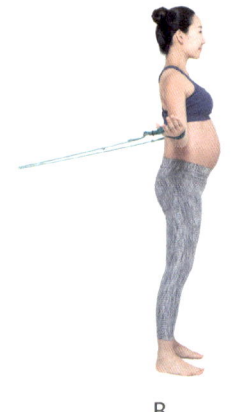

A　　　　　　　　　　　　　　　B

시작자세 (호흡: 들이마시기)

A

- 두 다리를 골반 넓이로 벌리고 밴드가 걸려 있는 쪽을 등지고 선다.
- 두 팔을 배 앞으로 감싸고(밴드는 팔꿈치 위쪽으로 위치시킨다) 상부 흉추를 둥글게 말아서 앞으로 숙이며 등 전체를 이완시킨다 (cat stretch-이때 흉골이 치골결합부위보다 앞으로 나가지 않도록 한다).
- 숨을 들이마시면서 복부를 충분히 이완하고 온 몸에 긴장을 푼다.

본 운동 (호흡: 내쉬기)

B

- 엉덩이에 힘을 주고 고개를 들어 몸통을 수직 축에 맞춰 바르게 세운다.
- 두 팔꿈치를 90도로 접은 상태로 손을 옆구리 쪽으로 보내며 어깨를 열어주고 손바닥은 위쪽을 향한다.
- 승모근과 목은 완전히 이완하고 양쪽 날개뼈는 서로 모으는 힘을 주며 앞쪽 가슴을 펴준다.
- 하복부를 넣으면서 호흡을 내쉬며 엉덩이, 복부, 견갑골에 힘을 주는 3point power를 실행한다.
- 총 6~8회 정도 반복한다.

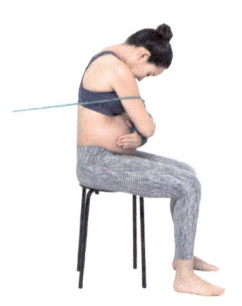
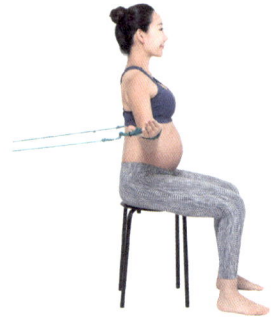

앉은 상태에서의 운동(Sitting position)

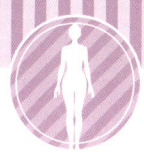

3. 임신후기(29~40주/8~10개월) 운동

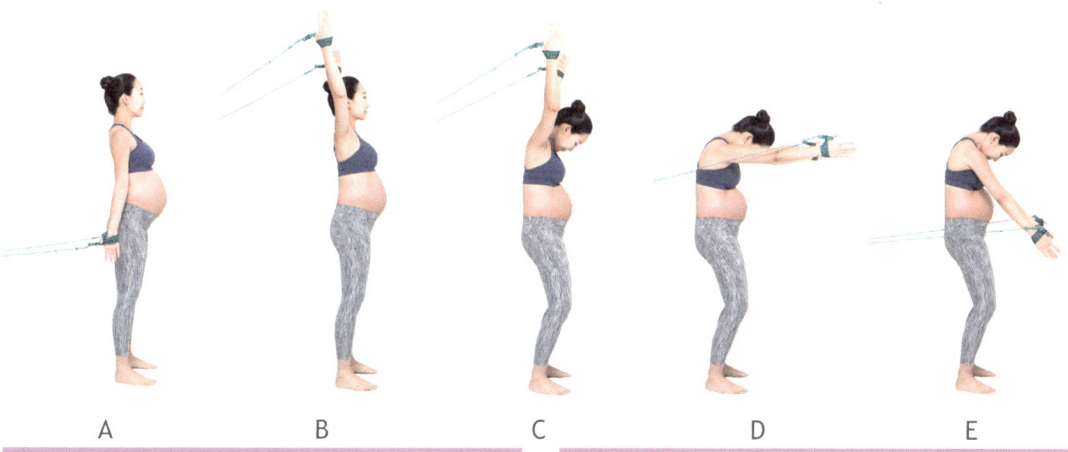

| A | B | C | D | E |

| 시작자세 (호흡: 들이마시기) | 본 운동 (호흡: 내쉬기) |

A
- 두 다리를 골반 넓이로 벌리고 밴드가 걸려 있는 쪽을 등지고 선다.
- 두 팔은 차렷 자세로 곧게 펴고 엄지손가락을 뒤쪽으로 향하게 한다.

B
- 숨을 들이 마시면서 두 팔을 V자 모양으로 살짝 벌려 머리위로 올려주고 견갑골은 뒤쪽 아래 방향으로 당겨주며 목과 승모근은 이완 한다.

팔을 어깨에서 30cm 정도 벌리고 큰 원을 신체의 측면에 그리듯 운동한다.

C
- 엉덩이에 힘을 주고 턱을 흉골 방향으로 당겨준다. 경추부터 척추뼈 마디마디 둥글게 말아주며 호흡을 내쉬기 시작한다.

D
- 상부 흉추는 계속해서 둥글게 말아주고 (cat stretch-이때 흉골이 치골결합부위 보다 앞으로 나가지 않도록 한다) 두 팔은 앞으로 뻗어준다. 엉덩이를 조이고 복부를 척추 방향으로 최대한 넣어준다.

E
- 골반을 약간 후방경사 시켜 후만곡 아치를 극대화시키고 두 팔은 차렷 자세로 돌아오며 손바닥을 뒤집어 A동작으로 마무리 한다.
- 총 6~8회 정도 반복한다.

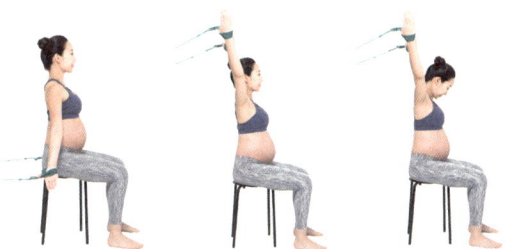

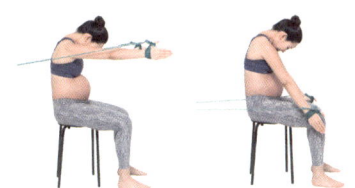

앉은 상태에서의 운동(Sitting position)

3. 임신후기(29~40주/8~10개월) 운동

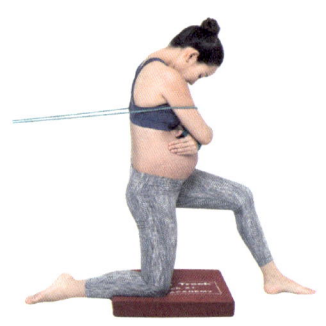
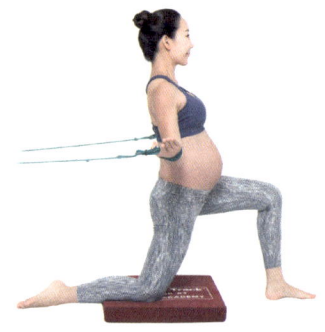

| A | B |

시작자세 (호흡: 들이마시기)

- 밴드가 걸려있는 쪽을 등지고 무릎을 꿇고 앉아 왼쪽 다리를 앞쪽으로 세운다.
- 두 팔을 배 앞으로 감싸고(밴드는 팔꿈치 위쪽으로 위치시킨다) 상부 흉추를 둥글게 말아서 앞으로 숙이며 등 전체를 이완시킨다 (cat stretch-이때 흉골이 치골결합부위보다 앞으로 나가지 않도록 한다).
- 숨을 들이마시면서 복부를 충분히 이완하고 온 몸에 긴장을 푼다.

본 운동 (호흡: 내쉬기)

- 엉덩이에 힘을 주고 고개를 들어 몸통을 수직 축에 맞춰 바르게 세운다.
- 두 팔꿈치를 90도로 접은 상태로 손을 옆구리 쪽으로 보내며 어깨를 열어주고 손바닥은 위쪽을 향한다.
- 승모근과 목은 완전히 이완하고 양쪽 날개뼈는 서로 모으는 힘을 주며 앞쪽 가슴을 펴준다.
- 오른쪽 둔부에 힘을 주고 골반을 앞으로 밀어 오른쪽 고관절 굴곡근을 스트레칭 시켜준다.
- 하복부를 넣으면서 호흡을 내쉬며 엉덩이, 복부, 견갑골에 힘을 주는 3point power를 실행한다.
- 다리 위치를 바꿔서 동일한 방법으로 운동을 반복한다.
- 총 6~8회 정도 반복한다.

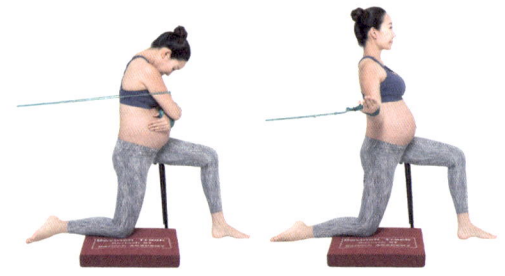

앉은 상태에서의 운동(Sitting position)

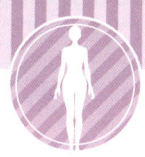

3. 임신후기(29~40주/8~10개월) 운동

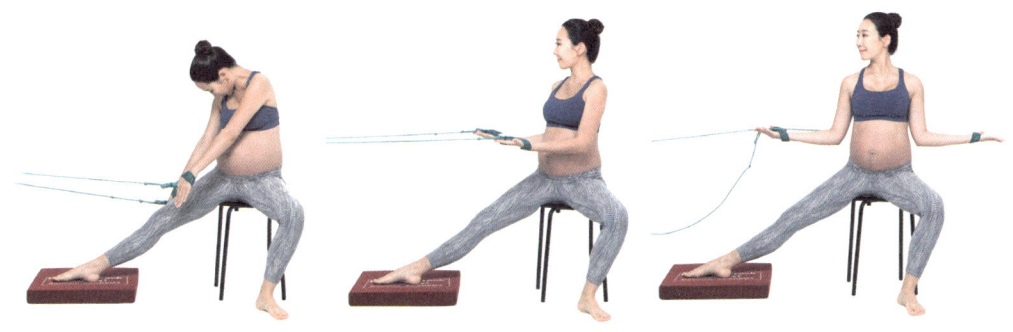

A   B   C

시작자세 (호흡: 들이마시기)

A

- 밴드를 마주보는 방향으로 의자에 앉아 몸통은 측면 돌려준다. 오른쪽 다리를 패드 위에 올려놓고 뻗어 준다.
- 머리부터 척추 뼈를 둥글게 말아서 앞으로 숙이며 등을 이완하고, 손은 오른쪽 다리 양 옆 향하게 하여 아래로 밀어준다. 이때 흉골이 치골 앞으로 나가지 않도록 상체는 수직 축을 유지한다.
- 숨을 들이마시면서 복부를 충분히 이완하고 온 몸에 긴장을 푼다.

본 운동 (호흡: 내쉬기)

A → B

- 엉덩이에 힘을 주고 고개를 들어 몸통을 수직 축에 맞춰 바르게 세운다.
- 두 팔꿈치를 90도로 접어 수평하게 뒤로 당기고 어깨를 열어준다.
- 승모근과 목은 완전히 이완하고 양쪽 날개뼈는 서로 모아 앞쪽 가슴을 펴준다.
- 하복부를 넣으면서 호흡을 내쉬며 엉덩이, 복부, 견갑골에 힘을 주는 3point power를 실행한다.

A → C

- 왼팔을 머리 뒤로 넘겨 팔꿈치를 90도로 접고 손바닥은 위로, 엄지 손가락은 뒤를 향하게 한다 (오른팔 팔꿈치도 90도로 접어 손바닥은 위를 향하게 하며, 왼쪽 줄을 엄지와 검지로 잡는다).
- 승모근과 목은 완전히 이완하고 양쪽 날개뼈는 서로 모아 앞쪽 가슴을 펴준다.
- 하복부를 넣으면서 호흡을 내쉬며 엉덩이, 복부, 견갑골에 힘을 주는 3point power를 실행한다.
- 총 6~8회 정도 반복한다.
- 반대쪽도 똑같이 반복한다.

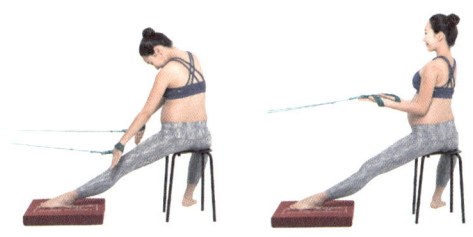

앉은 상태에서의 운동
(Sitting position)

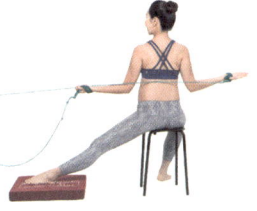

3. 임신후기(29~40주/8~10개월) 운동

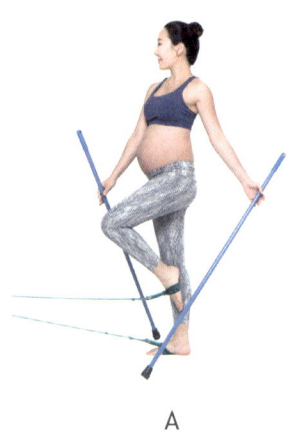

A

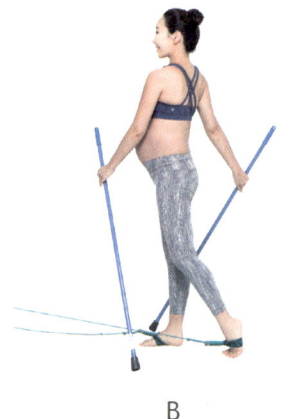

B

| 시작자세 (호흡: 들이마시기) | 본 운동 (호흡: 내쉬기) |

- 두 다리를 골반 넓이로 벌리고 밴드가 걸려 있는 방향을 향해 선다. 스틱은 고무 부분을 발가락 옆 라인에 두고 세우며, 두 손은 팔꿈치 보다 낮게 위치시켜 스틱을 잡는다.
- 왼쪽 다리를 들어올려 고관절과 무릎을 구부려준다. 오른팔은 사선앞으로 뻗고 왼팔은 몸 뒤쪽으로 뻗는다.
- 숨을 들이마신다.

- 왼쪽 다리를 뒤로 보내면서 엉덩이에 힘을 주고 마지막에 발끝은 바닥에 닿도록 한다 (왼쪽 무릎은 오른쪽 무릎 바로 옆에 위치 시킨다).
- 왼쪽 고관절의 신전이 충분히 이루어 지되 요추의 전만이 일어나지 않도록 주의한다.
- 승모근과 목은 완전히 이완하면서 왼팔은 앞으로 보내고 오른팔은 뒤로 보내며 날개뼈를 모으는 힘을 준다.
- 숨을 내쉬면서 다리를 뻗고 팔을 움직이는 동시에 엉덩이, 복부, 견갑골(오른쪽)에 힘을 주는 3point power를 실행한다.
- 총 6~8회 정도 반복한다.
- 반대쪽도 똑같이 반복한다.

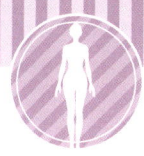

3. 임신후기(29~40주/8~10개월) 운동

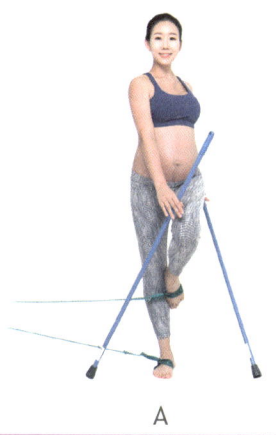

A

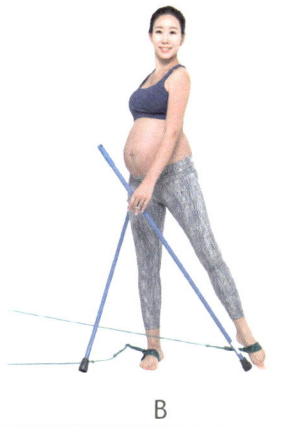

B

시작자세 (호흡: 들이마시기)

- 두 다리를 골반 넓이로 벌리고 밴드가 걸려 있는 쪽의 측면으로 선다. 스틱은 고무 부분을 발가락 옆 라인에 두고 세우며, 두 손은 팔꿈치 보다 낮게 위치시켜 스틱을 잡는다.
- 왼쪽 다리를 들어올려 고관절과 무릎을 구부려준다. 오른팔은 사선앞으로 뻗고 왼팔은 몸 뒤쪽으로 뻗는다.
- 숨을 들이마신다.

본 운동 (호흡: 내쉬기)

- 왼쪽 다리를 오른쪽 다리 옆으로 보내면서 엉덩이에 힘을 주고 마지막에 엄지발가락 끝 부분만 바닥에 닿도록 한다(몸의 중심은 오른쪽 다리에 있다).
- 승모근과 목은 완전히 이완하면서 왼팔은 앞으로 보내고 오른팔은 뒤로 보내며 날개뼈를 모으는 힘을 준다.
- 숨을 내쉬면서 다리를 뻗고 팔을 움직이는 동시에 엉덩이, 복부, 견갑골(오른쪽)에 힘을 주는 3point power를 실행한다.
- 총 6~8회 정도 반복한다.
- 뒤돌아서 반대쪽도 똑같이 반복한다.

3. 임신후기(29~40주/8~10개월) 운동

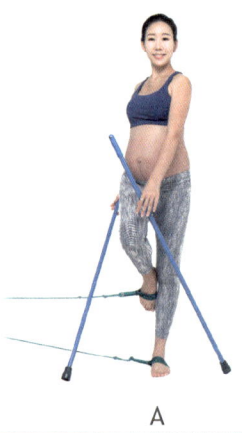

A

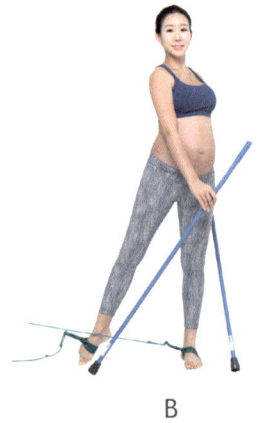

B

| 시작자세 (호흡: 들이마시기) | 본 운동 (호흡: 내쉬기) |

- 두 다리를 골반 넓이로 벌리고 밴드가 걸려 있는 쪽의 측면으로 선다. 폴대는 고무 부분을 발가락 옆 라인에 두고 세우며, 두 손은 팔꿈치 보다 낮게 위치시켜 스틱을 잡는다.
- 오른쪽 다리를 들어올려 고관절과 무릎을 구부려준다. 왼팔은 사선앞으로 뻗고 오른팔은 몸 뒤쪽으로 뻗는다.
- 숨을 들이마신다.

- 오른쪽 다리를 왼쪽 다리 옆으로 보내면서 엉덩이에 힘을 주고 마지막에 엄지발가락 끝부분만 바닥에 닿도록 한다(몸의 중심은 왼쪽 다리에 있다).
- 승모근과 목은 완전히 이완하면서 오른팔은 앞으로 보내고 왼팔은 뒤로 보내며 날개뼈를 모으는 힘을 준다.
- 숨을 내쉬면서 다리를 뻗고 팔을 움직이는 동시에 엉덩이, 복부, 견갑골(오른쪽)에 힘을 주는 3point power를 실행한다.
- 총 6~8회 정도 반복한다.
- 뒤돌아서 반대쪽도 똑같이 반복한다.

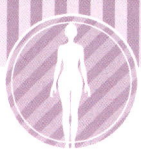

3. 임신후기(29~40주/8~10개월) 운동

• 임산부 바른보행운동

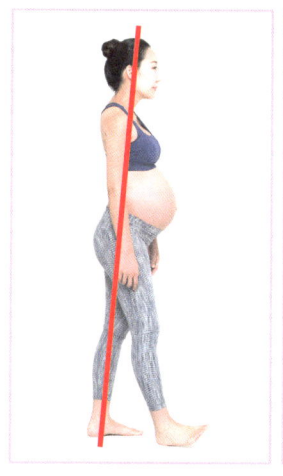 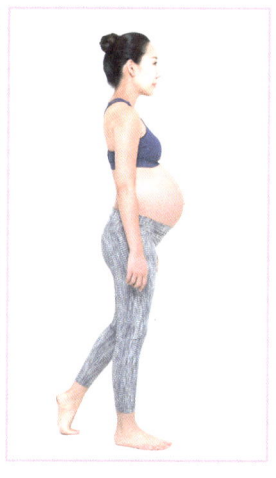 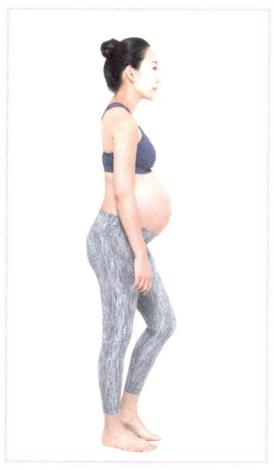 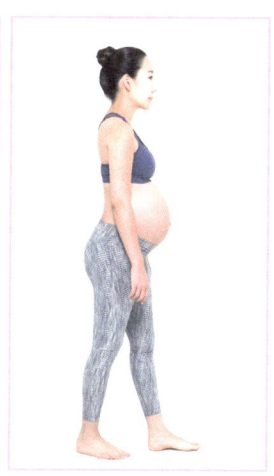

[잘못된 보행]
- 전신의 축이 앞 또는 뒤로 기울어짐
- 어깨가 굽고 목이 앞으로 나감
- 배를 내밀고 고관절을 굴곡시키며 걸음

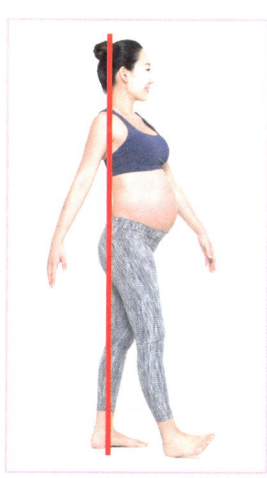 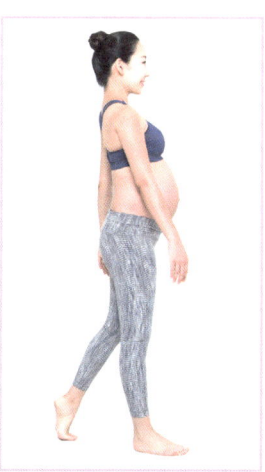 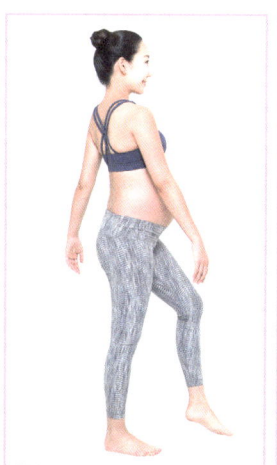 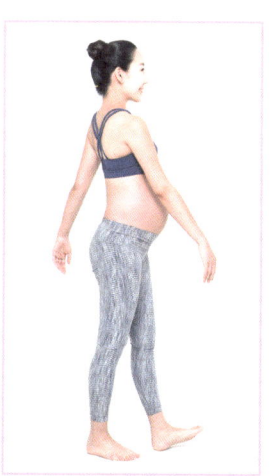

[바른 보행]
- 전신의 축을 수직으로 세우기
- 어깨를 펴고 팔을 뒤로 충분히 신전 시키기
- 하복부를 살짝 끌어 올려 고관절 신전 시키기

출산 전 기억해야 할 것!

진통이 오면 호흡으로 물리칠 준비!

출산일이 다가올 시점에 산모는 진통을 느끼게 됩니다. 이것은 드디어 아기를 만나러 갈 시간이 왔다는 알람입니다. 진통이 찾아오는 시기는 산모마다 다르기 때문에 36~37주부터는 미리 마음의 준비를 해야 합니다.

일반적으로 병원에서 아기를 낳는 산모들은 진통이 5분 간격으로 오면 병원으로 오라는 이야기를 듣게 됩니다. 요즘엔 진통이 오는 주기를 체크할 수 있는 어플도 많이 있기 때문에 미리 다운받아 놓고 진통이 올 때 이것을 활용하는 것도 매우 좋은 방법입니다.

진통이 오면 당황하지 말고 그 동안 연습해온 '호흡'을 해야 합니다. 태어나서 처음 느껴보는 통증이 오면 대부분의 산모들은 호흡해야 한다는 사실을 잊게 됩니다. 따라서 남편이나 가족들에게 진통 시 호흡을 도와줄 것을 미리 알려주는 것이 필요합니다.

최대한 길게 마시고 길게 내쉬는 호흡은 초기 5분마다 찾아오는 진통을 거짓말 같이 빠르게 완화시켜 줄 것입니다.

분만 시 절 때 항문에 힘을 주지 말것!

일명 '대변을 보는 느낌으로 밀어낸다'라는 말이 많이 있지만, 절대 항문에 힘을 주어서는 안되며 질을 밀어내는 힘으로 낳는 다는 것을 잊지 말아야 합니다.

실제로 항문에 힘을 주었다가 치질이 걸리거나 치핵이 돌출되어 산후에 고생하는 산모가 많습니다. 골반기저근에 힘을 주었다 풀었다 하는 연습을(골반기저근 P.51 참고) 임신 중 꾸준히 연습해야 합니다.

출산일이 다가옴을 축하 드립니다. 10개월 동안 수고하셨습니다.

임신 기간 동안 꾸준히 운동을 해왔다면 분명 순산하실 수 있을 겁니다. 자신감을 가지세요!

산모와 아기의 행복한 만남을 기원합니다.

난산(難産)

難産者多見於富貴安逸之人其貧賤辛苦者無有

난산은 부귀하고 안일한 여자가 많고

빈천하고 고생을 많이 한 여자는 없다.

- 동의보감(東醫寶鑑) -

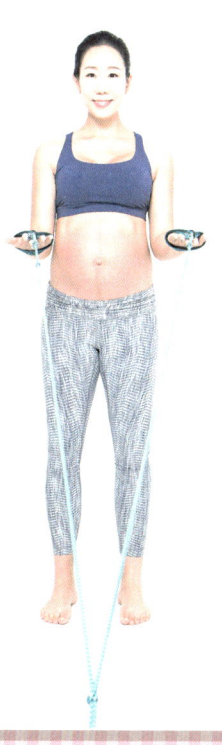

- 난산: 분만 과정에 문제가 생겨 분만 시간이 길어지면서 산모나 태아에게 여러가지 장애가 생기는 일

- 현대사회에서 난산과 부는 아무런 관련이 없지만, 예나 지금이나 임신 중 운동은 아무리 강조해도 지나치지 않습니다.
건강한 태아와 산모를 위해 꾸준한 운동으로 순산을 준비하세요.

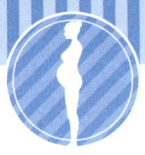

4. 산후 운동

산후의 특징

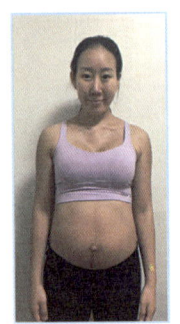 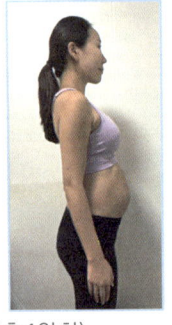

〈저자의 산후 1일 차〉

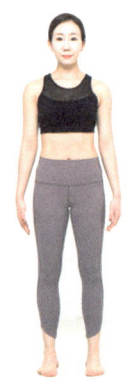 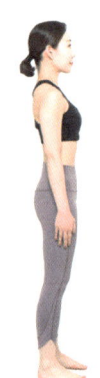

〈저자의 산후 1년 차〉

   출산 직후에는 임신 때의 체형이 그대로 남아있습니다. 임신 전 체형으로 온전히 회복이 되는 것은 산후 6개월에서 길게는 1년까지 걸릴 수 있습니다. 자궁이 원래 크기로 돌아가는 6주 정도의 기간 동안에는 복부 및 골반주변의 근육과 인대들도 서서히 제 자리, 제 기능을 찾아가며 회복됩니다. 회음부 절개를 했거나 제왕절개를 했다면 수술 부위의 통증이 몇 주간 지속될 수 있고, 특히 제왕절개를 한 사람이라면 수술부위를 포함한 복부의 감각이 둔해질 수 있어 회복에 더욱 주의를 기울여야 합니다. 육아에 따른 목, 어깨, 손목, 허리 통증 등의 증상이 흔하며 수유에 따른 수면부족과 만성피로를 느낄 수 있는 시기 입니다.

산후 운동법

   임신 전 체중 및 체형으로 회복하고, 신체 기능을 되돌리는 것을 목표로 해야 합니다. 12주까지는 운동의 강도를 서서히 증가시키고, 12주 이후부터는 임신 전 운동 강도로 **서서히 늘려갈 수 있도록** 합니다.

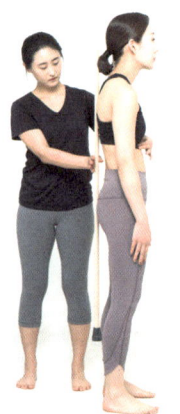 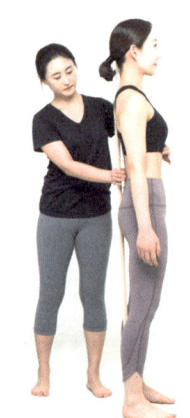

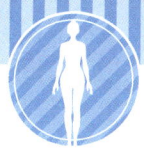

4. 산후 운동

1) 복직근이개(Diastatis Recti)

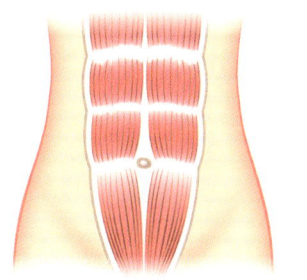
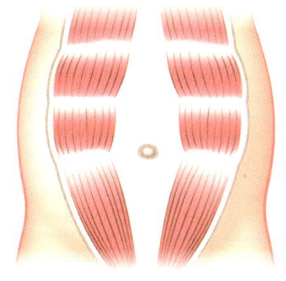

[그림26] 복직근이개

복직근은 복부 앞쪽 가운데에 위치하여 수직으로 연결된 근육입니다. 임신 중 태아가 자라면서 복부의 크기가 커질 때 복직근 중간에 위치하는 백선(Linea alba)이라는 결합조직이 벌어지면서 '복직근이개'가 발생할 수 있습니다. 복직근이개가 발생하면 허리와 골반에 통증이 생기고 심한 경우 탈장으로 이어지기도 합니다. 특히 출산 후에도 근육이 벌어진 채로 남아있게 되면서 통증이 지속될 수 있습니다. 임신기간 동안 복직근이개가 발생하지 않도록 예방 운동을 하고, 출산 후에는 빠른 시일 내에 회복할 수 있는 운동을 시작해야 합니다.

2) 복직근이개 확인법

(1) 무릎을 굽히고 바로 눕습니다.
(2) 배의 중간 선에서 배꼽 약간 위쪽에 손가락을 가로로 둡니다.
(3) 머리와 상체를 들어 올려 시선을 배꼽 쪽으로 둡니다.
(4) 복직근이개가 있다면 손가락이 가라앉듯 배 안으로 들어가는데, 손가락 두 개 정도 들어간다면 정상으로 봅니다.
(5) 벌어진 부위에 손가락 세 개 이상 들어간다면 복직근이개를 빠른 시일내에 교정해줘야 합니다.

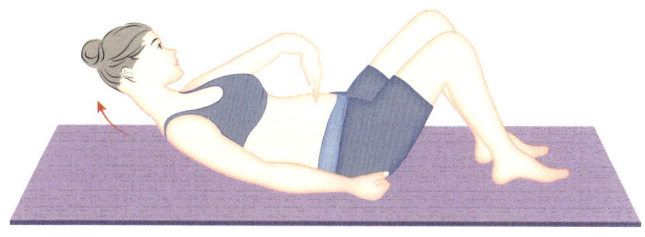

[그림27] 복직근이개 확인법

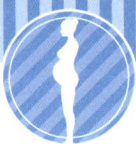

4. 산후 운동

3) 산후에 피해야 할 운동

출산 직후에는 아래 [그림28]과 같이 등을 대고서 누워 상체를 일으키는 모든 복근 운동은 금기 되어야 합니다. 이러한 동작은 복직근이개를 더욱 악화시킬 뿐만 아니라, 추간판 디스크가 탈출(prolapse) 될 수 있으며 척추 사이를 압박시켜 허리통증을 야기시킵니다.

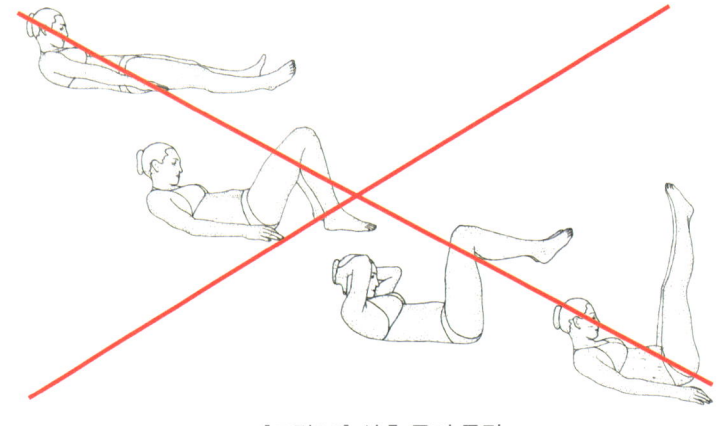

[그림28] 산후 금기 동작

아래 그림과 같은 '윗몸일으키기' 동작은 신발의 운동화 끈으로 비유한 사진과 같이 실제로 몸통과 복부를 안정화 시켜주지 못하며, 오히려 느슨하게 해 복직근이개를 더욱 악화시킵니다.

반대로 SPS운동은 나선형 근육 체인이 전신을 강화시켜 그림과 같이 근육 코르셋과 같은 역할을 해줍니다. 나선형의 근육은 몸통과 복부를 감싸고 안정화 시켜주기 때문에 복직근이개를 닫아 줄 뿐만 아니라, 늘어진 복부를 하루 빨리 회복 시켜주는 역할을 해 줄 수 있습니다.

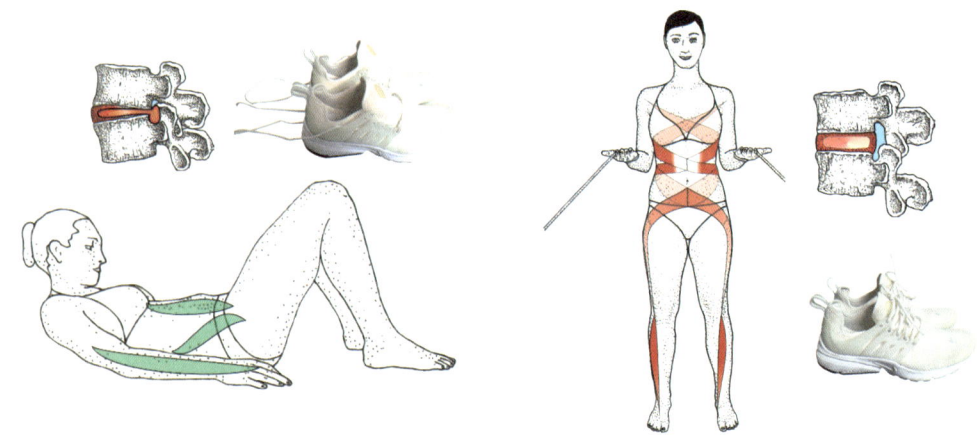

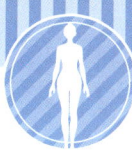

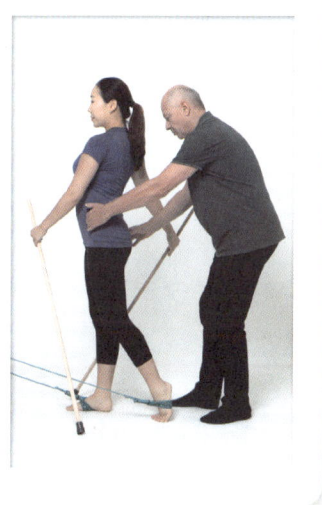

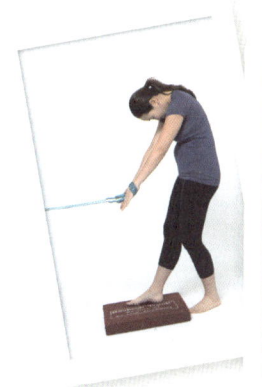
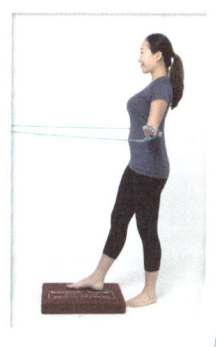
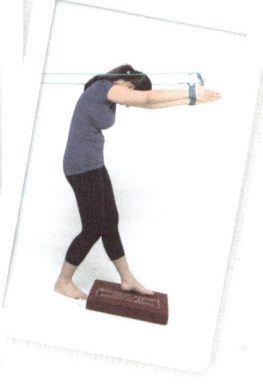

산후 5일차 - (2018.08.20)
(Smisek 박사님의 방한 국제세미나가 기간과 겹쳐
산후조리원에서 나와 촬영했던 사진)

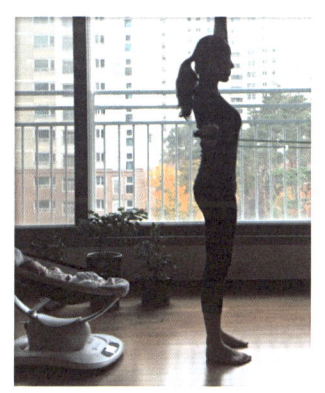

산후 2개월 차 -
아기는 바운서에서 낮잠 중
(2018.10.22)

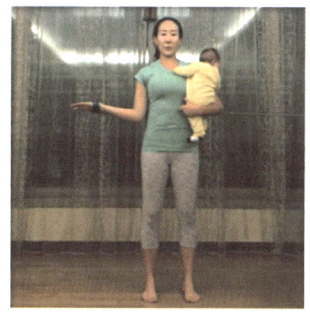

산후 2개월 반 -
아기와 함께 운동(2018.11.03)

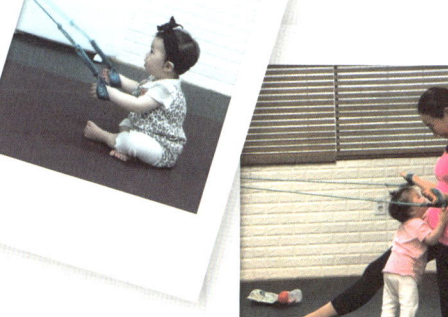

생후 11개월 -
딸 예나와 함께(2018.7.30)

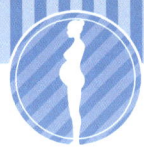

4. 산후 운동

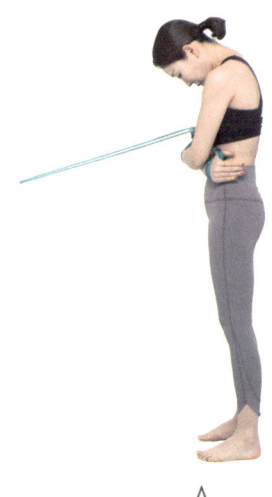

A

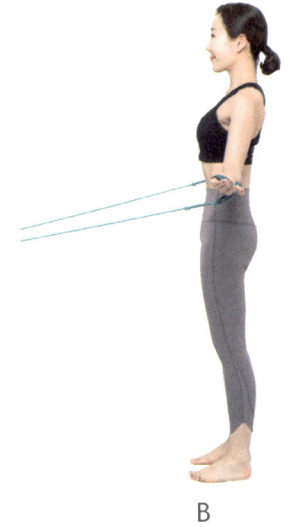

B

| 시작자세 (호흡: 들이마시기) | 본 운동 (호흡: 내쉬기) |

- 두 다리를 골반 넓이로 벌리고 밴드가 걸려 있는 방향을 향해 선다.
- 두 팔을 배 앞으로 감싸고 상부 흉추를 둥글게 말아서 앞으로 숙이며 등 전체를 이완시킨다(cat stretch-이때 흉골이 치골결합부위 보다 앞으로 나가지 않도록 한다).
- 숨을 들이마시면서 복부를 충분히 이완하고 온 몸에 긴장을 푼다.

- 엉덩이에 힘을 주고 고개를 들어 몸통을 수직 축에 맞춰 바르게 세운다.
- 두 팔꿈치를 90도로 접은 상태로 손을 옆구리 쪽으로 보내며 어깨를 열어주고 손바닥은 위쪽을 향하도록 한다.
- 승모근과 목은 완전히 이완하고 양쪽 날개뼈는 서로 모으는 힘을 주며 앞쪽 가슴을 펴준다.
- 하복부를 넣으면서 호흡을 내쉬며 엉덩이, 복부, 견갑골에 힘을 주는 3point power를 실행한다.
- 총 6~8회 정도 반복한다.

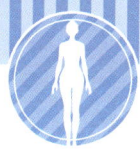

4. 산후 운동

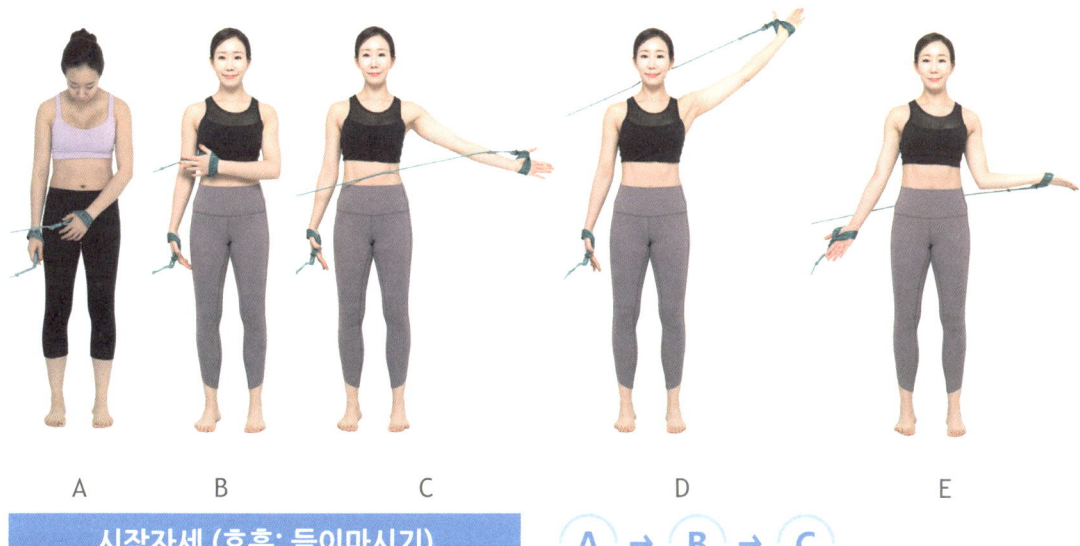

A　　　B　　　C　　　　　D　　　　　E

시작자세 (호흡: 들이마시기)

- 두 다리를 골반 넓이로 벌리고 밴드가 걸려 있는 쪽의 측면으로 선다
- 왼팔은 밴드의 힘에 끌려 자연스럽게 앞쪽으로 당겨지도록 한다. 손바닥은 골반 쪽을 향한다.
- 상부 흉추를 둥글게 말아서 앞으로 숙이며 등을 이완시킨다(cat stretch-이때 흉골이 치골 결합부위 보다 앞으로 나가지 않도록 한다).
- 숨을 들이마시면서 복부를 충분히 이완하고 온 몸에 긴장을 푼다.

본 운동 (호흡: 내쉬기)

 →

- 엉덩이에 힘을 주고 고개를 들어 몸통을 수직 축에 맞춰 바르게 세운다.
- 팔꿈치를 90도로 접어 뒤쪽 견갑골을 척추 방향으로 당겨주며 어깨를 편다.

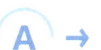 → →

- B동작에서 상완은 고정하고 전완부분을 움직이며 팔을 옆으로 서서히 펴준다. 팔을 펴면서 견갑골을 척추 방향으로 당겨주며 어깨를 편다.

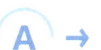 →

- 왼쪽 팔을 펴면서 사선 상방향으로 들어 올린다.
- 견갑골을 척추 방향으로 당겨주며, 양쪽 어깨 높이가 같을 수 있도록 한다

 →

- 팔꿈치를 90도로 구부리면서 손바닥은 위로, 엄지 손가락은 뒤를 향하게 한다.
- 견갑골은 척추 방향으로 당겨 주고 목은 완전히 이완시킨다.
- 위의 모든 동작 마지막에는 하복부를 넣으면서 호흡을 내쉬며 엉덩이, 복부, 견갑골에 힘을 주는 3point power를 실행한다.
- 총 6~8회 정도 반복한다.
- 반대쪽도 똑같이 반복한다.

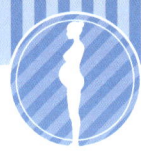

4. 산후 운동

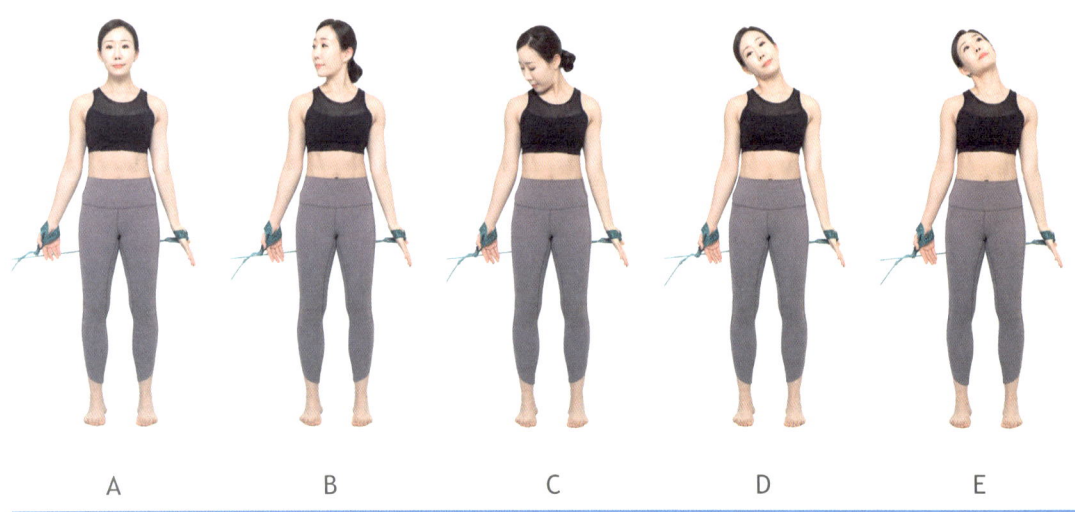

| A | B | C | D | E |

목, 어깨 스트레칭 (앞장의 E동작 후 연결하여 진행)

A
- 팔꿈치를 펴고 몸통 옆에 붙인다. 손바닥은 바깥을 향하게 하고 엄지 손가락이 뒤를 향하도록 하여 어깨를 펴준다.

B
- 고개를 오른쪽으로 45도 돌려준다.

C
- 이마를 오른쪽 가슴 방향으로 하여 고개를 숙였다가 드는 것을 반복하며 '견갑거근(Levator scapula)'을 스트레칭 한다. 이때 왼쪽 어깨가 말리거나 움직이지 않도록 고정시킨다.

D
- 고개를 정 측면으로 구부려 상부 승모근과 측면의 목근육을 이완한다. 이때 왼쪽 어깨가 따라 올라가지 않도록 하며, 고개를 '도리도리'하듯 약간씩 좌우로 움직여준다.

E
- 고개를 정 측면으로 구부린 후 뒤통수를 사선 뒤로 살짝 보내듯 턱을 덜어 사각근(Scalene)을 스트레칭 한다. 이때 왼쪽 어깨가 말리거나 움직이지 않도록 고정시킨다.
- 총 6~8회 정도 반복한다.
- 반대쪽도 똑같이 반복한다.

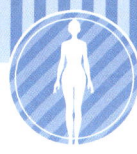

4. 산후 운동

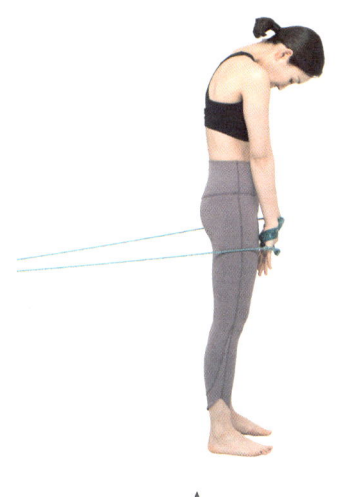
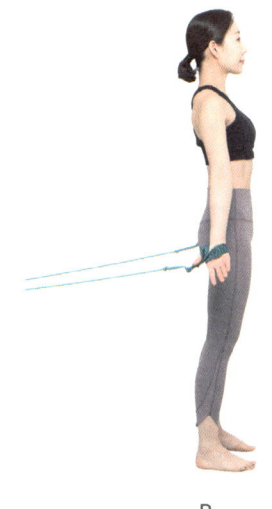

A B

시작자세 (호흡: 들이마시기)

A

- 두 다리를 골반 넓이로 벌리고 밴드가 걸려 있는 쪽을 등지고 선다.
- 두 팔을 편 상태로 몸통 앞으로 가져와 손등끼리 마주보도록 당기고 상부 흉추를 둥글게 말아서 앞으로 숙이며 등 전체를 이완시킨다 (cat stretch-이때 흉골이 치골결합부위 보다 앞으로 나가지 않도록 한다).
- 숨을 들이마시면서 복부를 충분히 이완하고 온 몸에 긴장을 푼다.

본 운동 (호흡: 내쉬기)

B

- 엉덩이에 힘을 주고 고개를 들어 몸통을 수직 축에 맞춰 바르게 세운다.
- 두 팔꿈치를 약간 구부린 상태로 손바닥을 바깥쪽으로 돌리며 어깨를 열어주고 엄지손가락이 뒤쪽을 향하도록 한다.
- 승모근과 목은 완전히 이완하고 양쪽 날개뼈는 서로 모으는 힘을 주며 앞쪽 가슴을 펴준다.
- 하복부를 넣으면서 호흡을 내쉬며 엉덩이, 복부, 견갑골에 힘을 주는 3point power를 실행한다.
- 총 6~8회 정도 반복한다.

4. 산후 운동

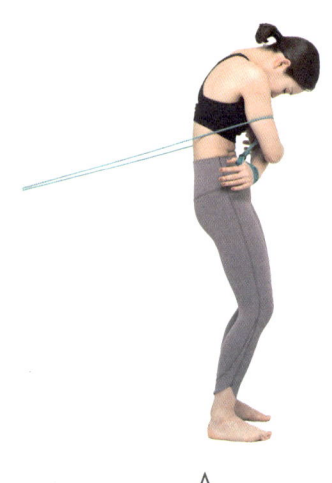

A

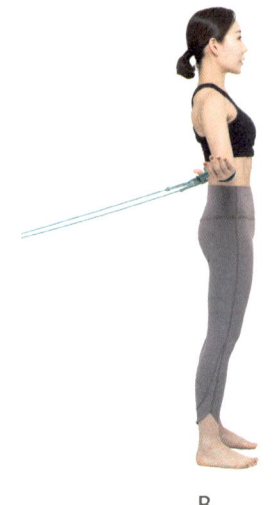

B

시작자세 (호흡: 들이마시기)

- 두 다리를 골반 넓이로 벌리고 밴드가 걸려 있는 쪽을 등지고 선다.
- 두 팔을 배 앞으로 감싸고(밴드는 팔꿈치 위쪽으로 위치시킨다) 상부 흉추를 둥글게 말아서 앞으로 숙이며 등 전체를 이완시킨다 (cat stretch-이때 흉골이 치골결합부위 보다 앞으로 나가지 않도록 한다).
- 숨을 들이마시면서 복부를 충분히 이완하고 온 몸에 긴장을 푼다.

본 운동 (호흡: 내쉬기)

- 엉덩이에 힘을 주고 고개를 들어 몸통을 수직 축에 맞춰 바르게 세운다.
- 두 팔꿈치를 90도로 접은 상태로 손을 옆구리 쪽으로 보내며 어깨를 열어주고 손바닥은 위쪽을 향한다.
- 승모근과 목은 완전히 이완하고 양쪽 날개뼈는 서로 모으는 힘을 주며 앞쪽 가슴을 펴준다.
- 하복부를 넣으면서 호흡을 내쉬며 엉덩이, 복부, 견갑골에 힘을 주는 3point power를 실행한다.
- 총 6~8회 정도 반복한다.

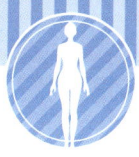

4. 산후 운동

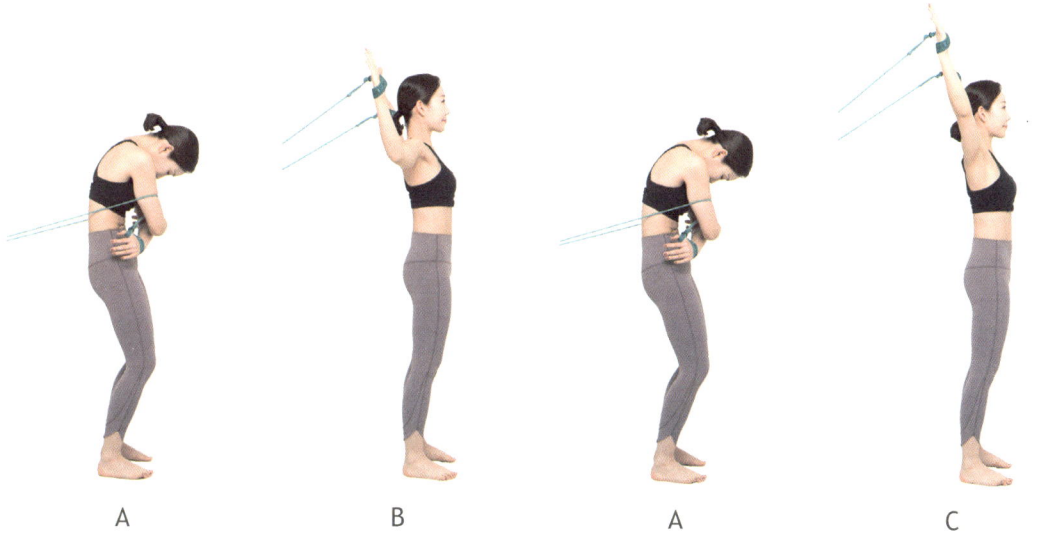

가슴 근육 스트레칭 (B: 대흉근, C: 소흉근)

A

- 두 다리를 골반 넓이로 벌리고 밴드가 걸려 있는 쪽을 등지고 선다.
- 두 팔을 배 앞으로 감싸고(밴드는 팔꿈치 위 쪽으로 위치시킨다) 상부 흉추를 둥글게 말아서 앞으로 숙이며 등 전체를 이완시킨다 (cat stretch-이때 흉골이 치골결합부위 보다 앞으로 나가지 않도록 한다).
- 숨을 들이마시면서 복부를 충분히 이완하고 온 몸에 긴장을 푼다.

B

- 엉덩이에 힘을 주고 고개를 들어 몸통을 수직 축에 맞춰 바르게 세운다.
- 두 팔꿈치를 90도로 접은 상태로 팔을 뒤쪽으로 보내면서 어깨를 열어 준다. 이때 팔꿈치의 높이는 어깨 높이와 같게 해준다. 이 동작은 대흉근(Pectoralis major)을 이완시켜준다.

A → C

- A동작 후 엉덩이에 힘을 주고 고개를 들어 몸통을 수직 축에 맞춰 바르게 세운다.
- 두 팔꿈치를 90도 보다 더 펴서 어깨 높이 보다 약간 더 위로 들어 올려 팔을 뒤쪽으로 보내면서 어깨를 열어준다. 이 동작은 소흉근(Pectoralis minor)을 이완시켜준다.
- 총 6~8회 정도 반복한다.

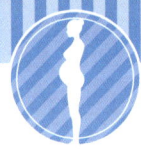

4. 산후 운동

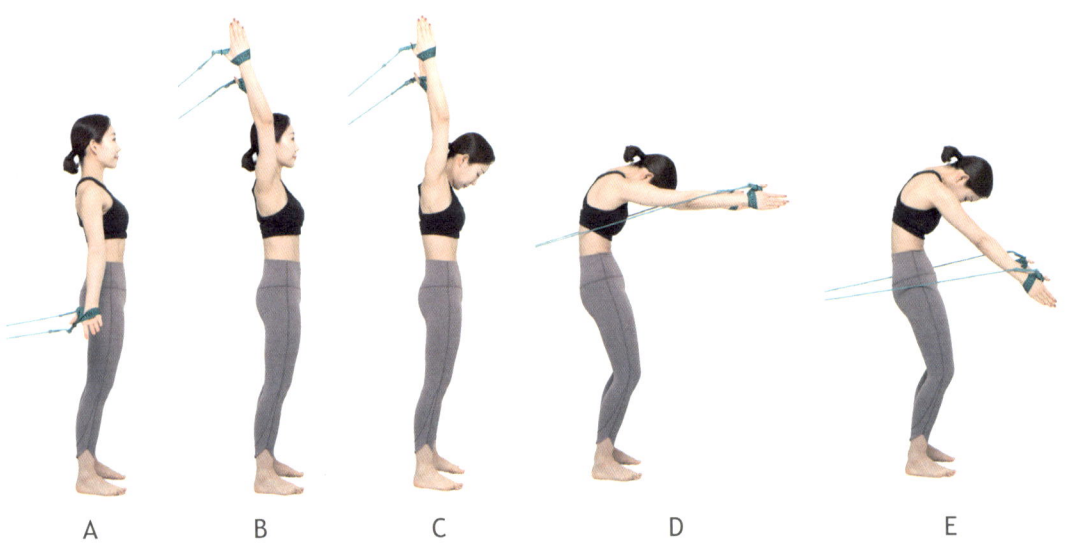

A　　　　B　　　　C　　　　　　D　　　　　　E

시작자세 (호흡: 들이마시기)

A
- 두 다리를 골반 넓이로 벌리고 밴드가 걸려 있는 쪽을 등지고 선다.
- 두 팔은 차렷 자세로 곧게 펴고 엄지손가락을 뒤쪽으로 향하게 한다.

B
- 숨을 들이 마시면서 두 팔을 V자 모양으로 살짝 벌려 머리 위로 올려 주고 견갑골은 뒤쪽 아래 방향으로 당겨주며 목과 승모근은 이완한다.

본 운동 (호흡: 내쉬기)

팔을 어깨에서 30cm 정도 벌리고 큰 원을 신체의 측면에 그리듯 운동한다.

C
- 엉덩이에 힘을 주고 턱을 흉골 방향으로 당겨준다. 경추부터 척추뼈 마디마디 둥글게 말아주며 호흡을 내쉬기 시작한다.

D
- 상부 흉추는 계속해서 둥글게 말아주고 (cat stretch-이때 흉골이 치골결합부위보다 앞으로 나가지 않도록 한다) 두 팔은 앞으로 뻗어준다. 엉덩이를 조이고 복부를 척추 방향으로 최대한 넣어준다.

E
- 골반을 약간 후방경사 시켜 후만곡 아치를 극대화시키고 두 팔은 차렷 자세로 돌아오며 손바닥을 뒤집어 A동작으로 마무리 한다.
- 총 6~8회 정도 반복한다.

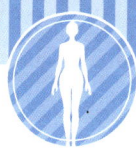

4. 산후 운동

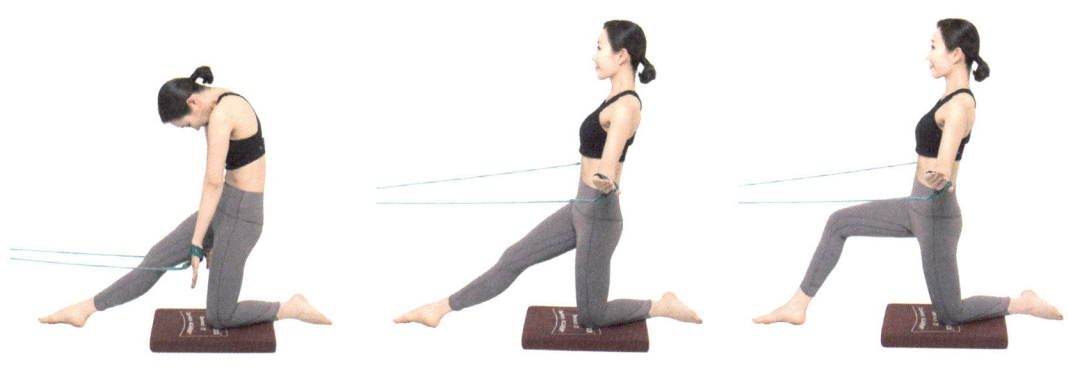

A　　　　　　　　　　B　　　　　　　　　　C

| 시작자세 (호흡: 들이마시기) | 본 운동 (호흡: 내쉬기) |

- 밴드를 마주보고 패드 위에 무릎을 꿇고 앉아 오른쪽 다리는 앞으로 뻗어준다.
- 오른쪽 발가락 끝은 앞으로 뻗어서 아래로 향하게 하고, 왼쪽 발끝은 오른쪽으로 보내어 뻗은 다리와 직각이 될 수 있도록 하여 동작 수행 시 흔들림 없이 안정감을 준다.
- 숨을 들이마시면서 복부를 충분히 이완하고 온 몸에 긴장을 푼다.

- 엉덩이에 힘을 주고 고개를 들어 몸통을 수직 축에 맞춰 바르게 세운다.
- 두 팔꿈치를 90도로 접은 상태로 손을 옆구리 쪽으로 보내며 어깨를 열어주고 손바닥은 위쪽을 향하도록 한다.
- 승모근과 목은 완전히 이완하고 양쪽 날개뼈는 서로 모으는 힘을 주며 앞쪽 가슴을 펴준다.
- 하복부를 넣으면서 호흡을 내쉬며 엉덩이, 복부, 견갑골에 힘을 주는 3point power를 실행한다.
- 총 6~8회 정도 반복한다.

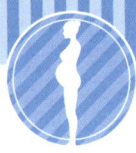

4. 산후 운동

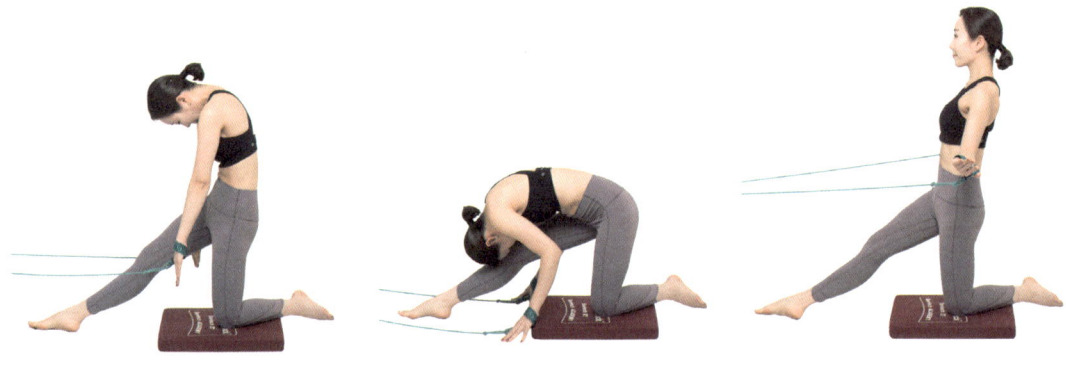

A　　　　　　　　　　　B　　　　　　　　　　　C

시작자세 (호흡: 들이마시기)

- 밴드를 마주보고 패드 위에 무릎을 꿇고 앉아 오른쪽 다리는 앞으로 뻗어준다.
- 오른쪽 발가락 끝은 앞으로 뻗어서 아래로 향하게 하고, 왼쪽 발끝은 오른쪽으로 보내어 뻗은 다리와 직각이 될 수 있도록 하여 동작 수행 시 흔들림 없이 안정감을 준다.
- 머리부터 척추 뼈를 둥글게 말아서 앞으로 숙이며 등을 이완하고, 손은 다리 양 옆을 짚어서 허벅지 뒤쪽 근육을 스트레칭 시켜준다.
- 숨을 들이마시면서 복부를 충분히 이완하고 온 몸에 긴장을 푼다.

본 운동 (호흡: 내쉬기)

- 엉덩이에 힘을 주고 고개를 들어 몸통을 수직 축에 맞춰 바르게 세운다.
- 두 팔꿈치를 90도로 접어 수평하게 뒤로 당기고 어깨를 열어준다.
- 승모근과 목은 완전히 이완하고 양쪽 날개뼈는 서로 모아 앞쪽 가슴을 펴준다.
- 체중은 왼쪽 다리에 준다.
- 하복부를 넣으면서 호흡을 내쉬며 엉덩이, 복부, 견갑골에 힘을 주는 3point power를 실행한다.
- 반대쪽 다리도 똑같이 실행한다.
- 총 6~8회 정도 반복한다.
- 반대쪽도 똑같이 반복한다.

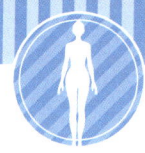

4. 산후 운동

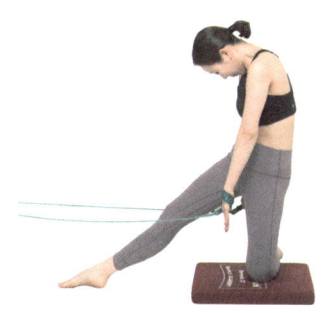 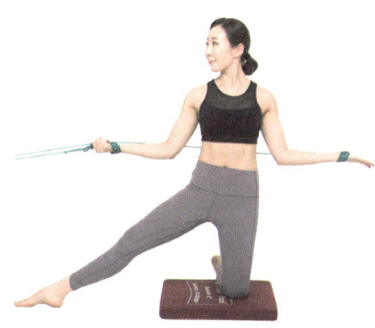 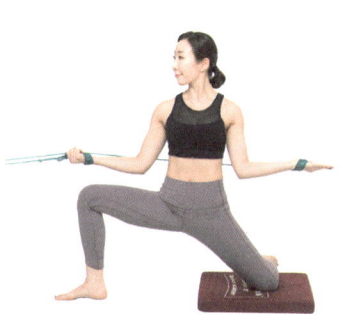

A　　　　　　　　　B　　　　　　　　　C

| 시작자세 (호흡: 들이마시기) | 본 운동 (호흡: 내쉬기) |

- 밴드를 마주보고 패드 위에 무릎을 꿇고 앉아 오른쪽 다리는 앞으로 뻗어준다.
- 오른쪽 발가락 끝은 앞으로 뻗어서 아래로 향하게 하고, 왼쪽 발끝은 오른쪽으로 보내어 뻗은 다리와 직각이 될 수 있도록 하여 동작 수행 시 흔들림 없이 안정감을 준다.
- 머리부터 척추 뼈를 둥글게 말아서 앞으로 숙이며 등을 이완하고, 손은 다리 양 옆을 짚어서 허벅지 뒤쪽 근육을 스트레칭 시켜준다.
- 숨을 들이마시면서 복부를 충분히 이완하고 온 몸에 긴장을 푼다.

- 엉덩이에 힘을 주고 고개를 들어 몸통을 수직 축에 맞춰 바르게 세운다.
- 왼팔을 머리 뒤로 넘겨 팔꿈치를 90도로 접고 손바닥은 위로, 엄지 손가락은 뒤를 향하게 한다(오른팔 팔꿈치도 90도로 접어 손바닥은 위를 향하게 하며, 왼쪽 줄을 엄지와 검지로 잡는다).
- 승모근과 목은 완전히 이완하고 양쪽 날개뼈는 서로 모아 앞쪽 가슴을 펴준다.
- 하복부를 넣으면서 호흡을 내쉬며 엉덩이, 복부, 견갑골에 힘을 주는 3point power를 실행한다.

- 앞으로 뻗은 오른쪽 다리의 무릎을 접어 몸의 중심을 앞으로 이동 시키며 내전근 스트레칭을 실행한다. (골반이 전만되지 않도록 주의)
- 총 6~8회 정도 반복한다.
- 반대쪽도 똑같이 반복한다.

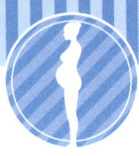

4. 산후 운동

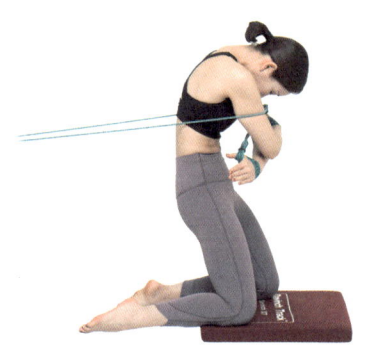
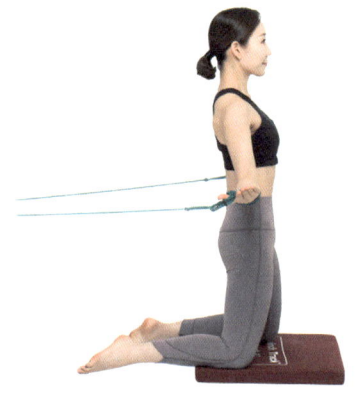

A B

시작자세 (호흡: 들이마시기)

- 밴드가 걸려있는 쪽을 등지고 무릎을 꿇고 앉아 두 무릎 사이의 공간을 골반 넓이만큼 벌려준다.
- 왼쪽 다리를 10~20cm 앞쪽으로 내딛고, 두 정강이는 평행하게 놓는다.
- 두 팔을 배 앞으로 감싸고(밴드는 팔꿈치 위쪽으로 위치시킨다) 상부 흉추를 둥글게 말아서 앞으로 숙이며 등 전체를 이완시킨다 (cat stretch-이때 흉골이 치골결합부위 보다 앞으로 나가지 않도록 한다).
- 숨을 들이마시면서 복부를 충분히 이완하고 온 몸에 긴장을 푼다.

본 운동 (호흡: 내쉬기)

- 엉덩이에 힘을 주고 고개를 들어 몸통을 수직 축에 맞춰 바르게 세운다.
- 두 팔꿈치를 90도로 접은 상태로 손을 옆구리 쪽으로 보내며 어깨를 열어주고 손바닥은 위쪽을 향한다.
- 승모근과 목은 완전히 이완하고 양쪽 날개뼈는 서로 모으는 힘을 주며 앞쪽 가슴을 펴준다. 골반은 앞으로 밀어내며 오른쪽 고관절 굴곡근을 스트레칭 시켜준다.
- 하복부를 넣으면서 호흡을 내쉬며 엉덩이, 복부, 견갑골에 힘을 주는 3point power를 실행한다.
- 총 6~8회 정도 반복한다.
- 반대쪽도 똑같이 반복한다.

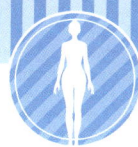

4. 산후 운동

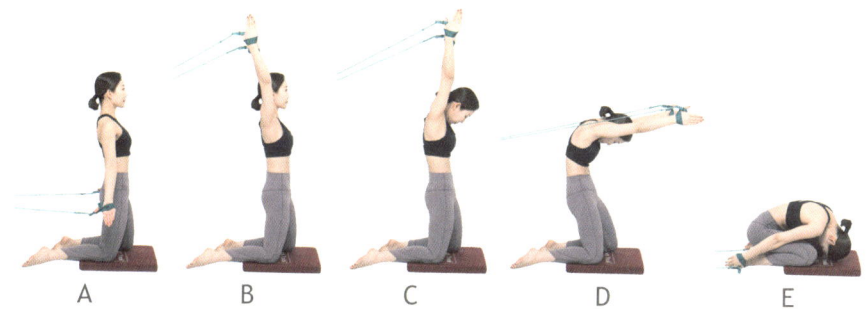

시작자세 (호흡: 들이마시기)

A
- 두 다리를 골반 넓이로 벌리고 밴드가 걸려 있는 쪽을 등지고 무릎을 꿇고 앉는다. 왼쪽 다리를 앞으로 살짝 내밀고 (5~10cm 간격을 둠) 앞뒤 다리 간격의 차이를 둔다.
- 두 팔은 차렷 자세로 곧게 펴고 엄지손가락을 뒤쪽으로 향하게 한다.

B
- 숨을 들이 마시면서 두 팔을 V자 모양으로 살짝 벌려 머리 위로 올려 주고 견갑골은 뒤쪽 아래 방향으로 당겨주며 목과 승모근은 이완한다.

본 운동 (호흡: 내쉬기)

팔을 어깨에서 30cm 정도 벌리고 큰 원을 신체의 측면에 그리듯 운동한다.

C
- 엉덩이에 힘을 주고 턱을 흉골 방향으로 당겨준다. 경추부터 척추뼈 마디마디 둥글게 말아주며 호흡을 내쉬기 시작한다.

D
- 상부 흉추는 계속해서 둥글게 말아주고 (cat stretch-이때 흉골이 치골결합부위보다 앞으로 나가지 않도록 한다) 두 팔은 앞으로 뻗어준다. 엉덩이를 조이고 복부를 척추 방향으로 최대한 넣어준다.

E
- 골반을 후방경사 시켜 후만곡 아치를 극대화 시키고 두 팔은 차렷 자세로 내려 주며 엉덩이를 뒤꿈치에 붙이고 기립근을 완전히 이완된 자세로 앉아준다.

F → I
- 엉덩이에 힘을 주면서 골반을 후반경사 시킨 상태로 척추뼈를 말아 천천히 올라온다. 팔은 편 상태로 천천히 앞으로 들어올려 만세 자세까지 올라오며 머리는 제일 마지막으로 들어 준다.
- 총 6~8회 정도 반복한다.
- 다리 앞뒤 위치를 바꿔 똑같이 반복한다

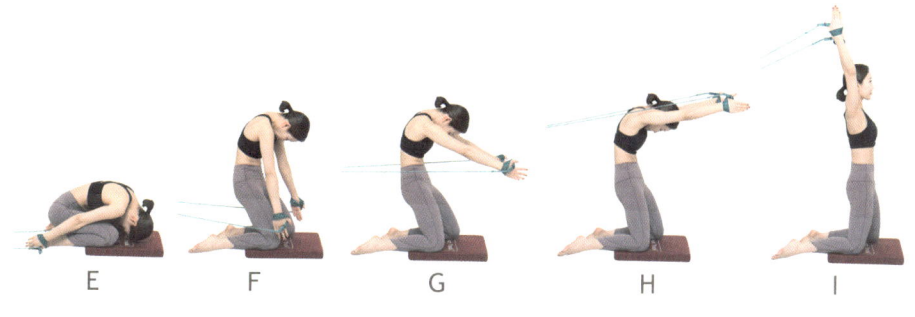

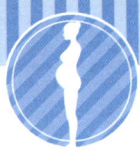

4. 산후 운동

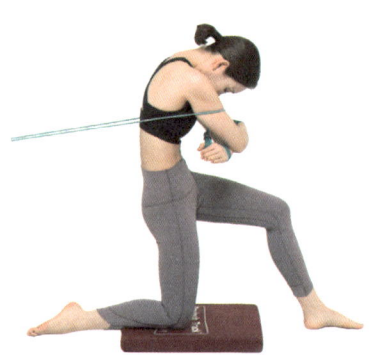
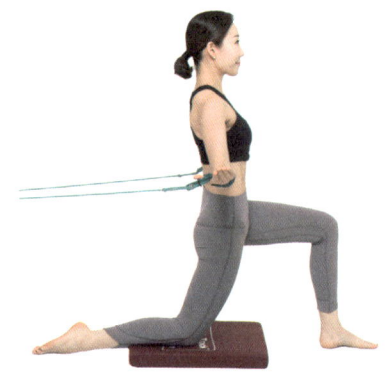

A　　　　　　　　　　　　　　　　B

시작자세 (호흡: 들이마시기)　　　　본 운동 (호흡: 내쉬기)

- 밴드가 걸려있는 쪽을 등지고 무릎을 꿇고 앉아 왼쪽 다리를 앞쪽으로 세운다.
- 두 팔을 배 앞으로 감싸고(밴드는 팔꿈치 위쪽으로 위치시킨다) 상부 흉추를 둥글게 말아서 앞으로 숙이며 등 전체를 이완시킨다 (cat stretch-이때 흉골이 치골결합부위 보다 앞으로 나가지 않도록 한다).
- 숨을 들이마시면서 복부를 충분히 이완하고 온 몸에 긴장을 푼다.

- 엉덩이에 힘을 주고 고개를 들어 몸통을 수직 축에 맞춰 바르게 세운다.
- 두 팔꿈치를 90도로 접은 상태로 손을 옆구리 쪽으로 보내며 어깨를 열어주고 손바닥은 위쪽을 향한다.
- 승모근과 목은 완전히 이완하고 양쪽 날개뼈는 서로 모으는 힘을 주며 앞쪽 가슴을 펴준다.
- 오른쪽 둔부에 힘을 주고 골반을 앞으로 밀어 오른쪽 고관절 굴곡근을 스트레칭 시켜준다.
- 하복부를 넣으면서 호흡을 내쉬며 엉덩이, 복부, 견갑골에 힘을 주는 3point power를 실행한다.
- 총 6~8회 정도 반복한다.
- 다리 위치를 바꿔서 동일한 방법으로 운동을 반복한다.

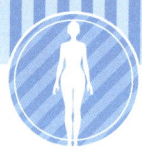

4. 산후 운동

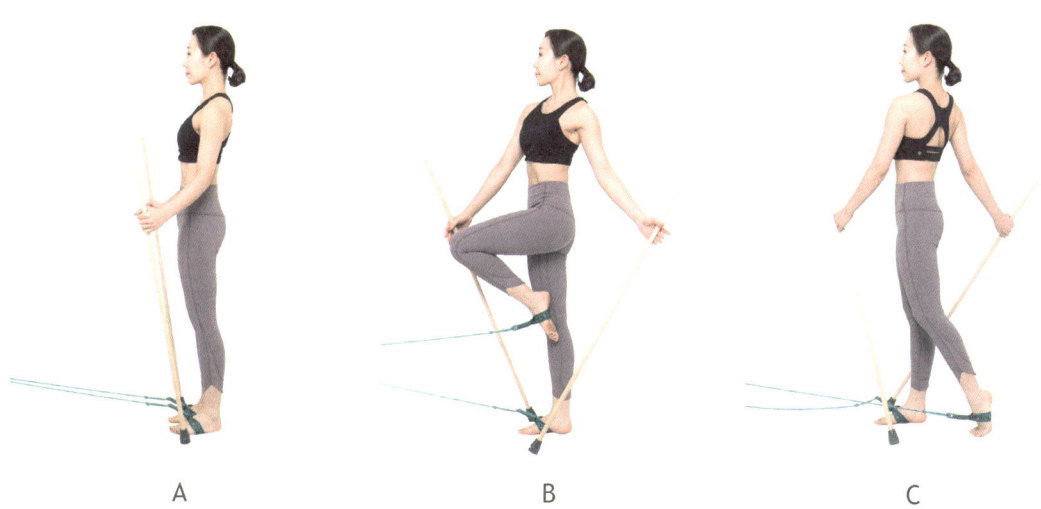

A　　　　　　　　　　B　　　　　　　　　　C

| 시작자세 (호흡: 들이마시기) | 본 운동 (호흡: 내쉬기) |

A

- 두 다리를 골반 넓이로 벌리고 밴드가 걸려있는 방향을 향해 선다. 스틱은 고무 부분을 발가락 옆 라인에 두고 세우며, 두 손은 팔꿈치 보다 낮게 위치시켜 스틱을 잡는다.

B

- 왼쪽 다리를 들어올려 고관절과 무릎을 구부려준다. 오른팔은 사선앞으로 뻗고 왼팔은 몸 뒤쪽으로 뻗는다.
- 숨을 들이마신다.

C

- 왼쪽 다리를 뒤로 보내면서 엉덩이에 힘을 주고 마지막에 발끝은 바닥에 닿도록 한다. (왼쪽 무릎은 오른쪽 무릎 바로 옆에 위치시킨다)
- 왼쪽 고관절의 신전이 충분히 이루어 지되 요추의 전만이 일어나지 않도록 주의한다.
- 승모근과 목은 완전히 이완하면서 왼팔은 앞으로 보내고 오른팔은 뒤로 보내며 날개뼈를 모으는 힘을 준다.
- 숨을 내쉬면서 다리를 뻗고 팔을 움직이는 동시에 엉덩이, 복부, 견갑골(오른쪽)에 힘을 주는 3point power를 실행한다.
- 총 6~8회 정도 반복한다.
- 반대쪽도 똑같이 반복한다.

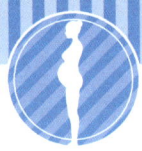

4. 산후 운동

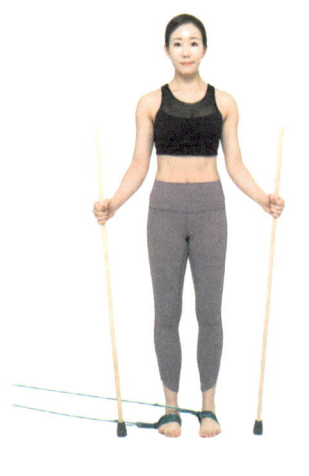 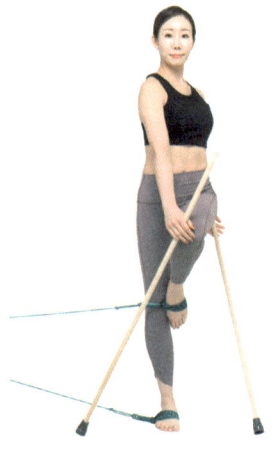 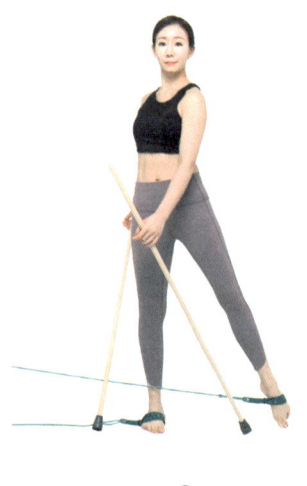

A　　　　　　　　　　B　　　　　　　　　　C

시작자세 (호흡: 들이마시기)

A

- 두 다리를 골반 넓이로 벌리고 밴드가 걸려 있는 쪽의 측면으로 선다. 스틱은 고무 부분을 발가락 옆 라인에 두고 세우며, 두 손은 팔꿈치 보다 낮게 위치시켜 스틱을 잡는다.

B

- 왼쪽 다리를 들어올려 고관절과 무릎을 구부려준다. 오른팔은 사선앞으로 뻗고 왼팔은 몸 뒤쪽으로 뻗는다.
- 숨을 들이마신다.

본 운동 (호흡: 내쉬기)

C

- 왼쪽 다리를 오른쪽 다리 옆으로 보내면서 엉덩이에 힘을 주고 마지막에 엄지발가락 끝부분만 바닥에 닿도록 한다(몸의 중심은 오른쪽 다리에 있다).
- 승모근과 목은 완전히 이완하면서 왼팔은 앞으로 보내고 오른팔은 뒤로 보내며 날개뼈를 모으는 힘을 준다.
- 숨을 내쉬면서 다리를 뻗고 팔을 움직이는 동시에 엉덩이, 복부, 견갑골(오른쪽)에 힘을 주는 3point power를 실행한다.
- 총 6~8회 정도 반복한다.
- 반대쪽도 똑같이 반복한다.

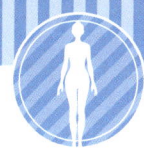

4. 산후 운동

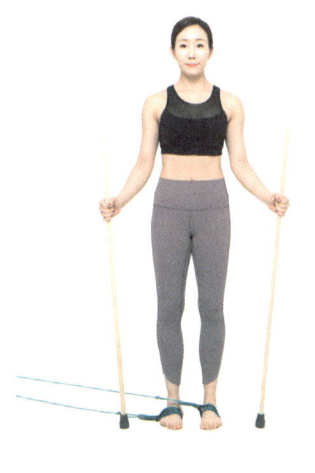 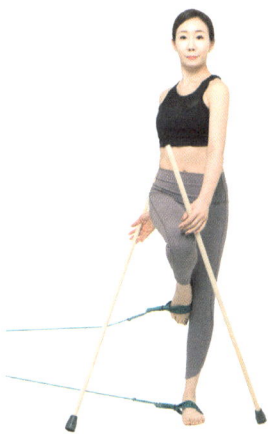 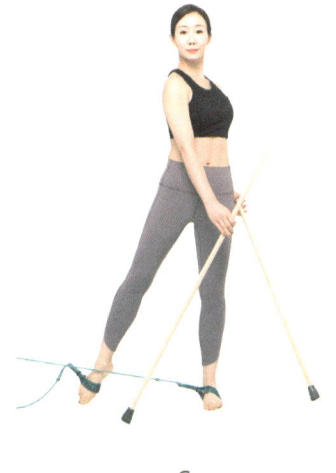

A　　　　　　　　　　B　　　　　　　　　　C

시작자세 (호흡: 들이마시기)

A

- 두 다리를 골반 넓이로 벌리고 밴드가 걸려 있는 쪽의 측면으로 선다. 스틱은 고무 부분을 발가락 옆 라인에 두고 세우며, 두 손은 팔꿈치 보다 낮게 위치시켜 스틱을 잡는다.

B

- 오른쪽 다리를 들어올려 고관절과 무릎을 구부려준다. 왼팔은 사선앞으로 뻗고 오른팔은 몸 뒤쪽으로 뻗는다.
- 숨을 들이마신다.

본 운동 (호흡: 내쉬기)

C

- 오른쪽 다리를 왼쪽 다리 옆으로 보내면서 엉덩이에 힘을 주고 마지막에 엄지발가락 끝부분만 바닥에 닿도록 한다(몸의 중심은 왼쪽 다리에 있다).
- 승모근과 목은 완전히 이완하면서 오른팔은 앞으로 보내고 왼팔은 뒤로 보내며 날개뼈를 모으는 힘을 준다.
- 숨을 내쉬면서 다리를 뻗고 팔을 움직이는 동시에 엉덩이, 복부, 견갑골(오른쪽)에 힘을 주는 3point power를 실행한다.
- 총 6~8회 정도 반복한다.
- 반대쪽도 똑같이 반복한다.

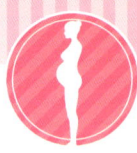

5. 그 밖의 운동 및 스트레칭

1) 스탠딩 캣 스트레칭

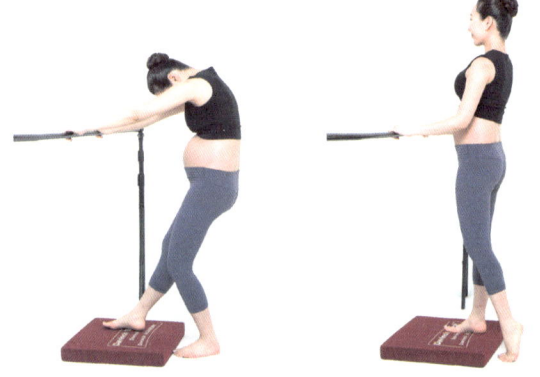

2) 종아리 근육 스트레칭

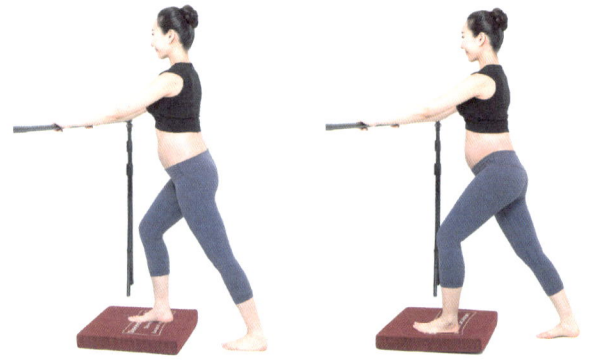

3) 발 스트레칭

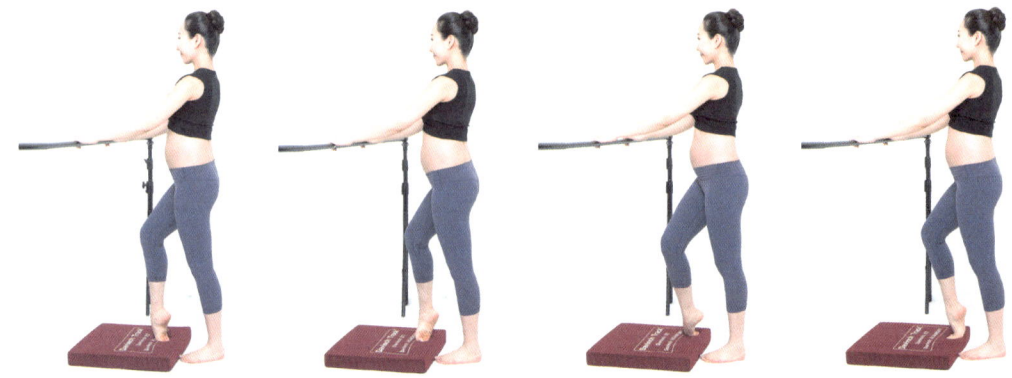

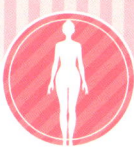

5. 그 밖의 운동 및 스트레칭

4) 팔과 전완 근육들 (Arm and forearm muscles)

Wrist and finger flexors (golfer's elbow)
Wrist and finger extensors (tennis elbow)

(1)

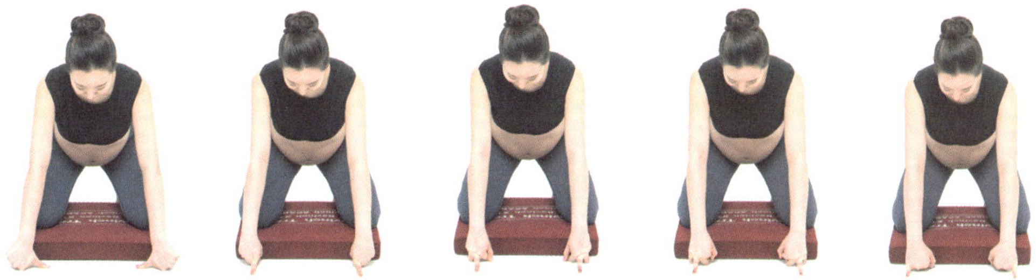

(2)

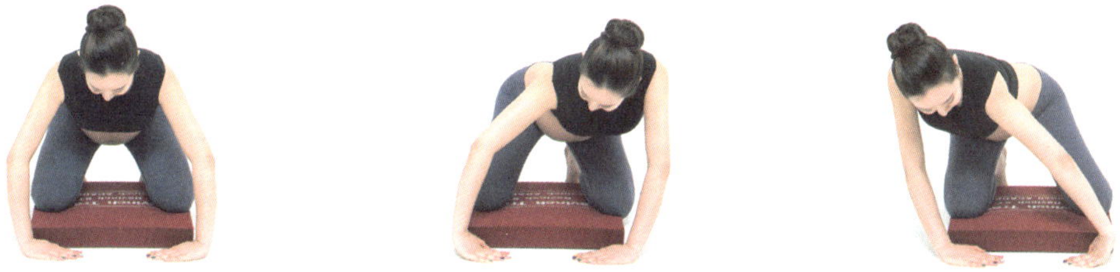

(3)

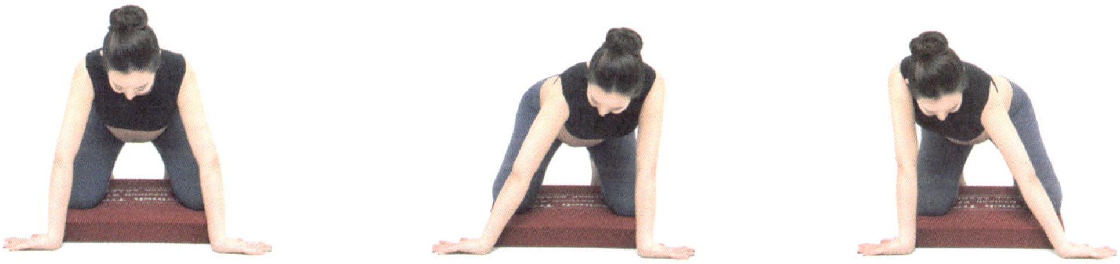

(4)

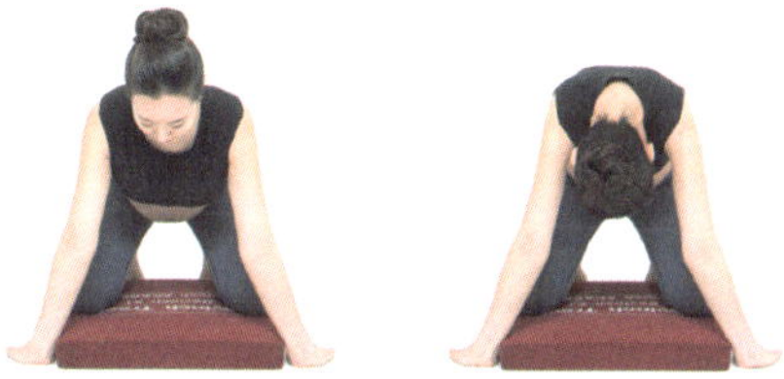

앞 모습 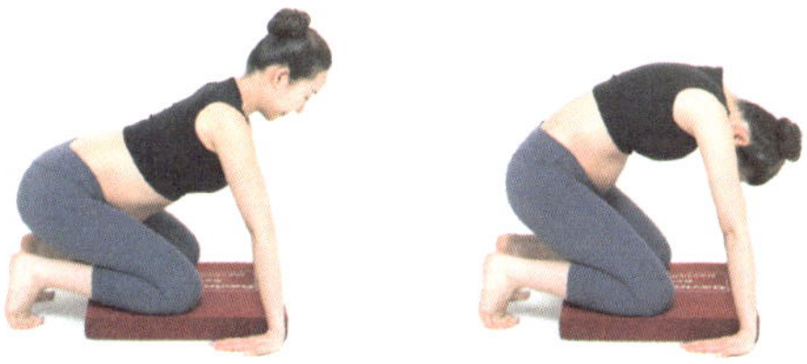　　　　　　　　　옆 모습

(5)

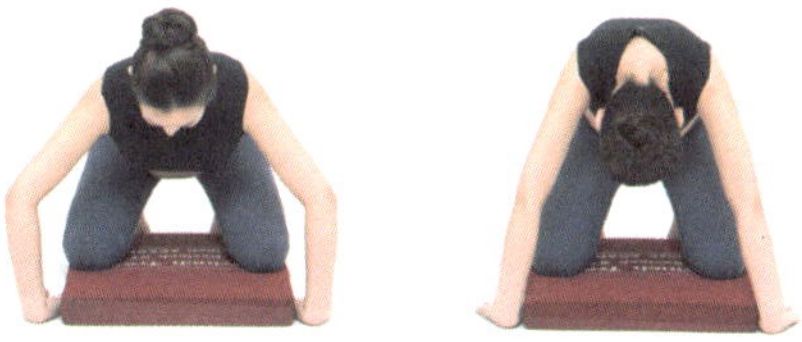

앞 모습 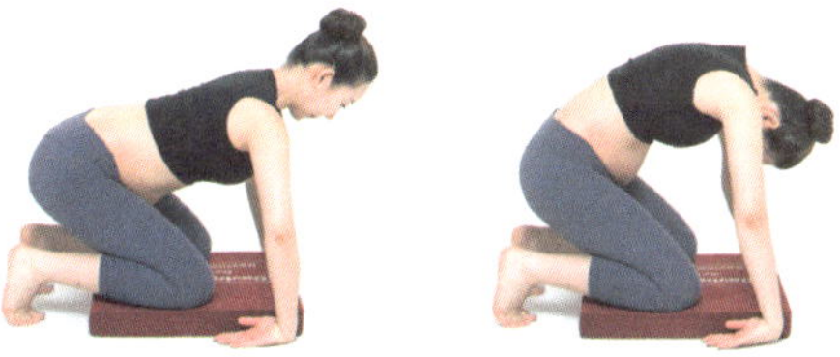　　　　　　　　　옆 모습

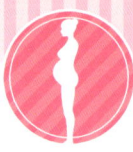

5. 그 밖의 운동 및 스트레칭

5) 팔 근육 운동

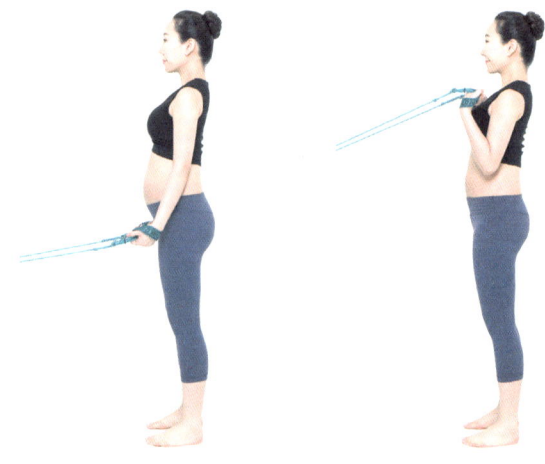

이두근(Biceps)

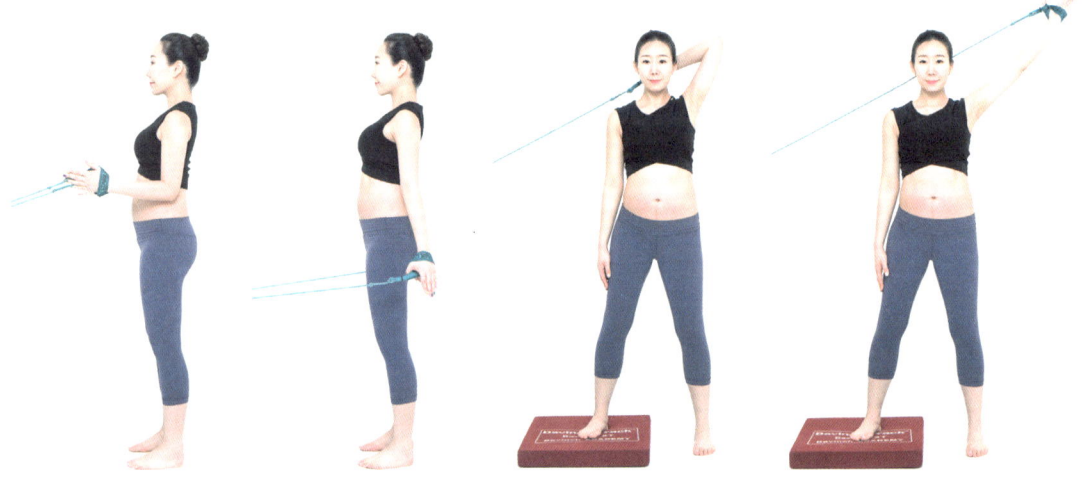

삼두근(Triceps)

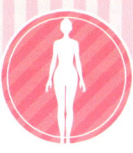

5. 그 밖의 운동 및 스트레칭

6) 손목 강화 운동

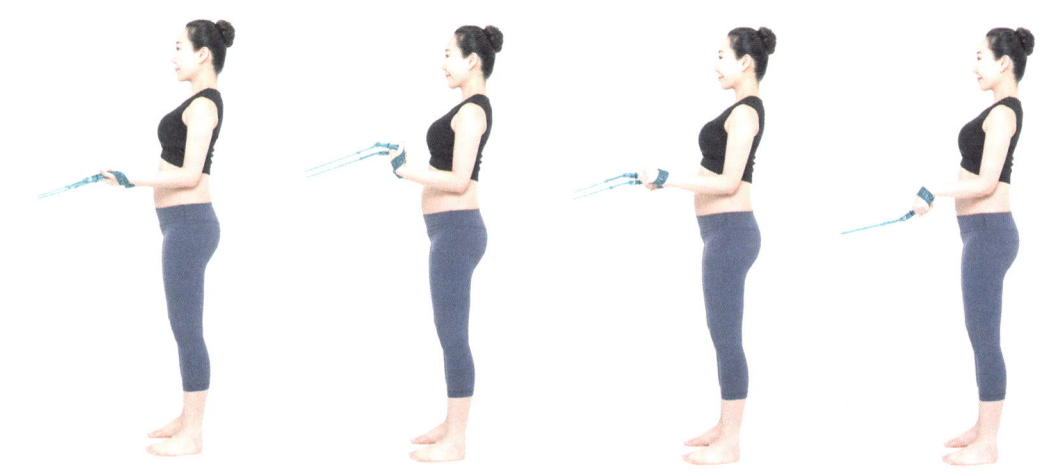

7) 광배근 스트레칭

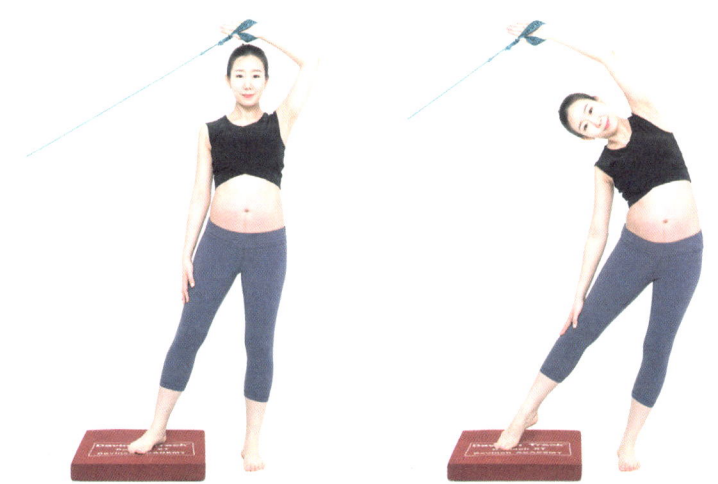

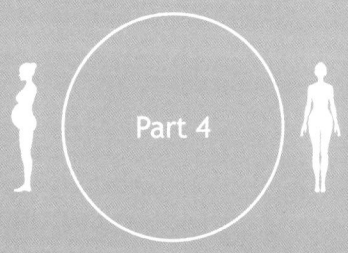

Part 4

- 주기 별 운동법 한눈에 보기

  1. 임신 초기(0~12주) 운동 요약

  2. 임신 중기(13~28주) 운동 요약

  3. 임신 후기(29주~40주) 운동 요약

  4. 산후 운동 요약

  5. 스트레칭 & 부위별 근력운동 요약

1. 임신초기(0~12주) 운동 요약

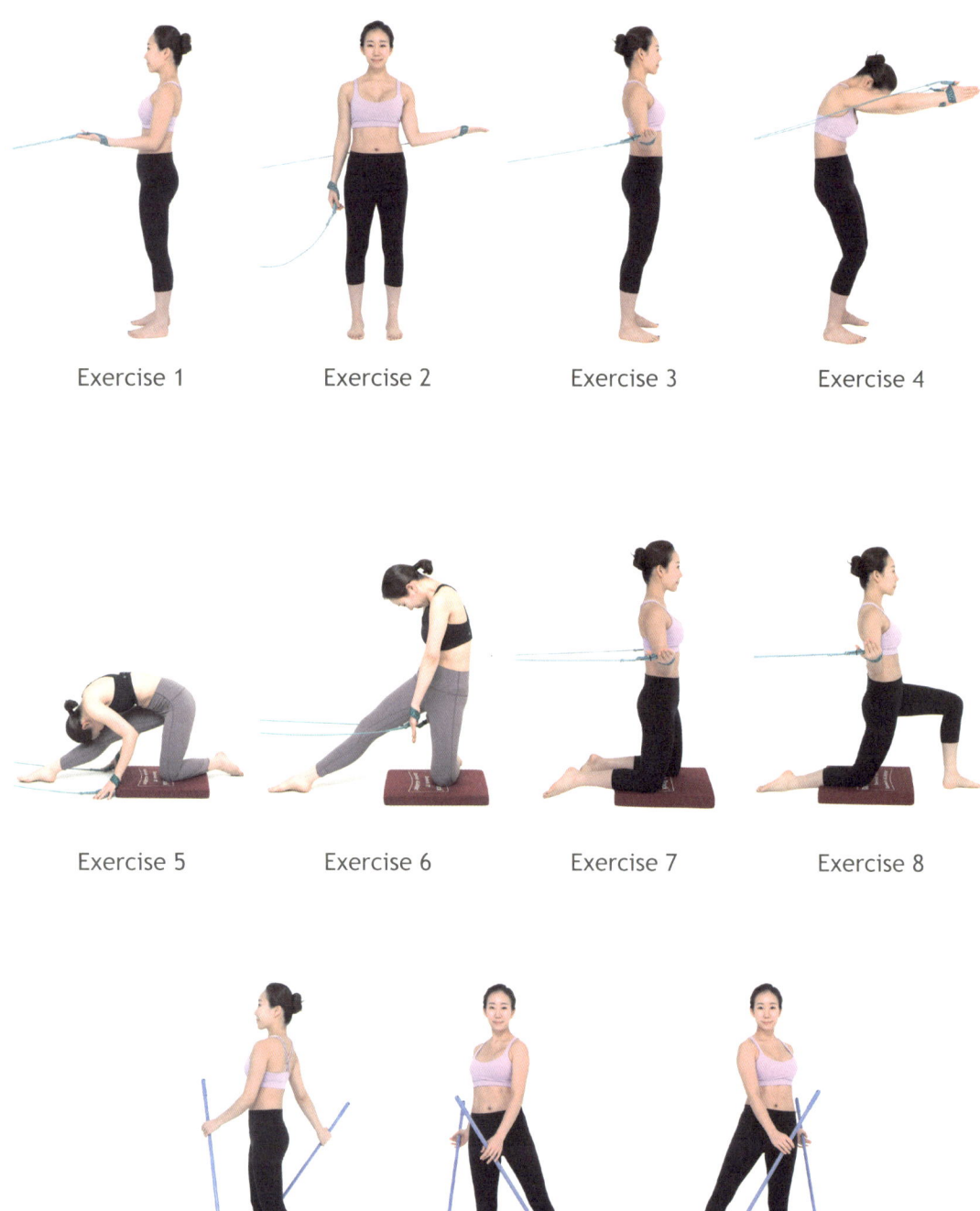

Exercise 1　　Exercise 2　　Exercise 3　　Exercise 4

Exercise 5　　Exercise 6　　Exercise 7　　Exercise 8

Exercise 9　　Exercise 10　　Exercise 11

2. 임신중기(13~28주) 운동 요약

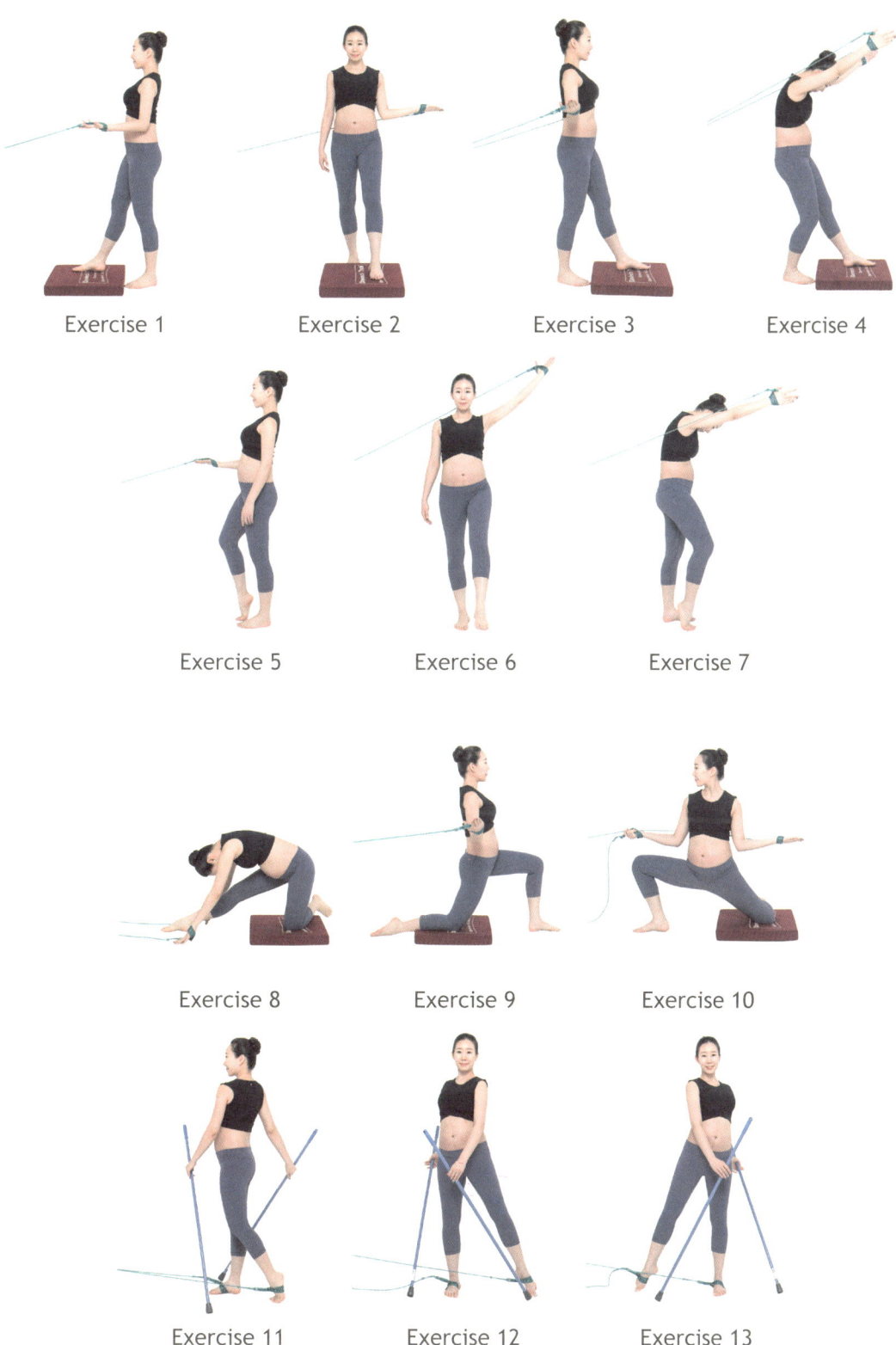

3. 임신후기(29~40주) 운동 요약

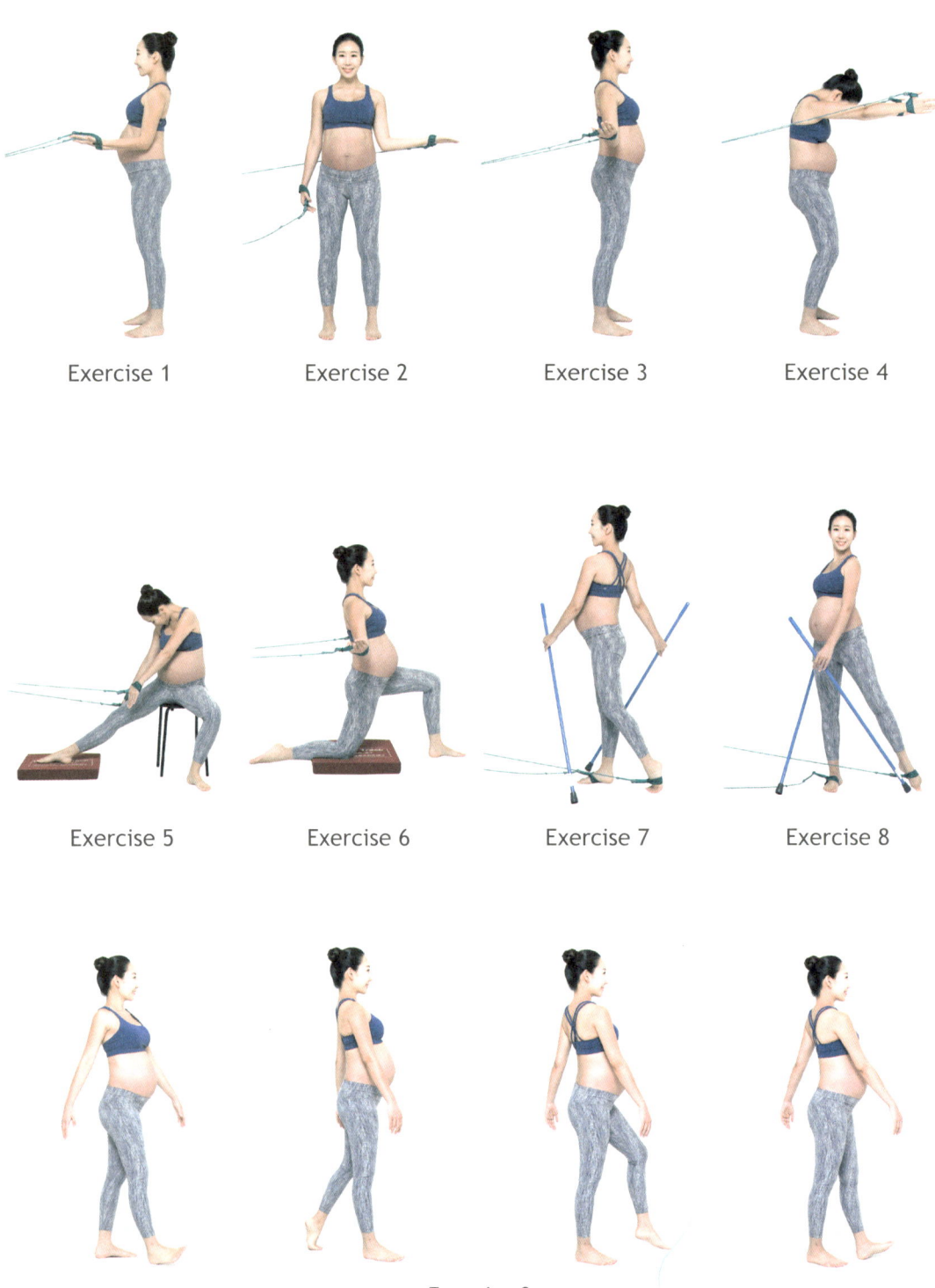

Exercise 1　　Exercise 2　　Exercise 3　　Exercise 4

Exercise 5　　Exercise 6　　Exercise 7　　Exercise 8

Exercise 9

4. 산후 운동 요약

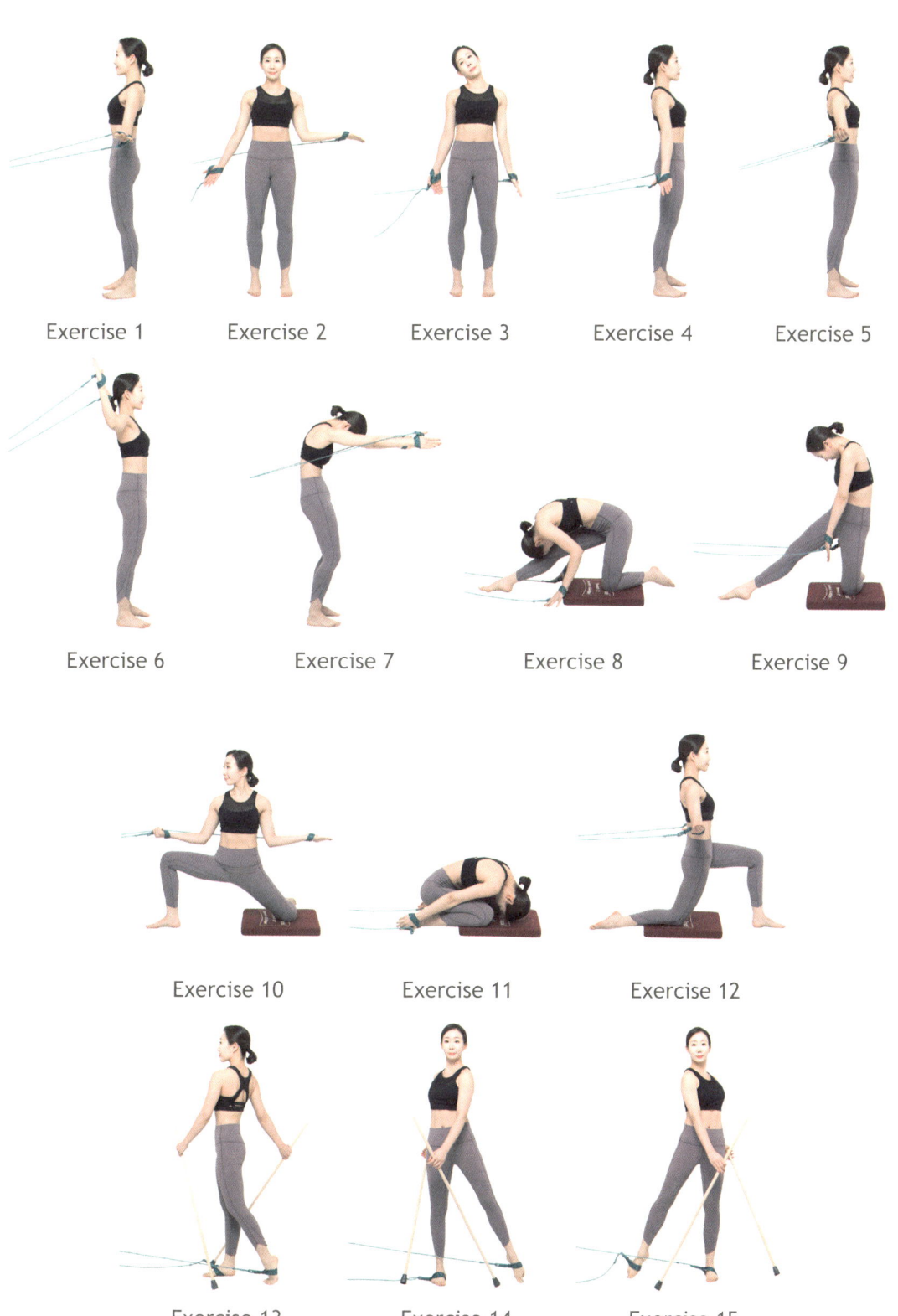

5. 스트레칭 & 부위별 근력운동 요약

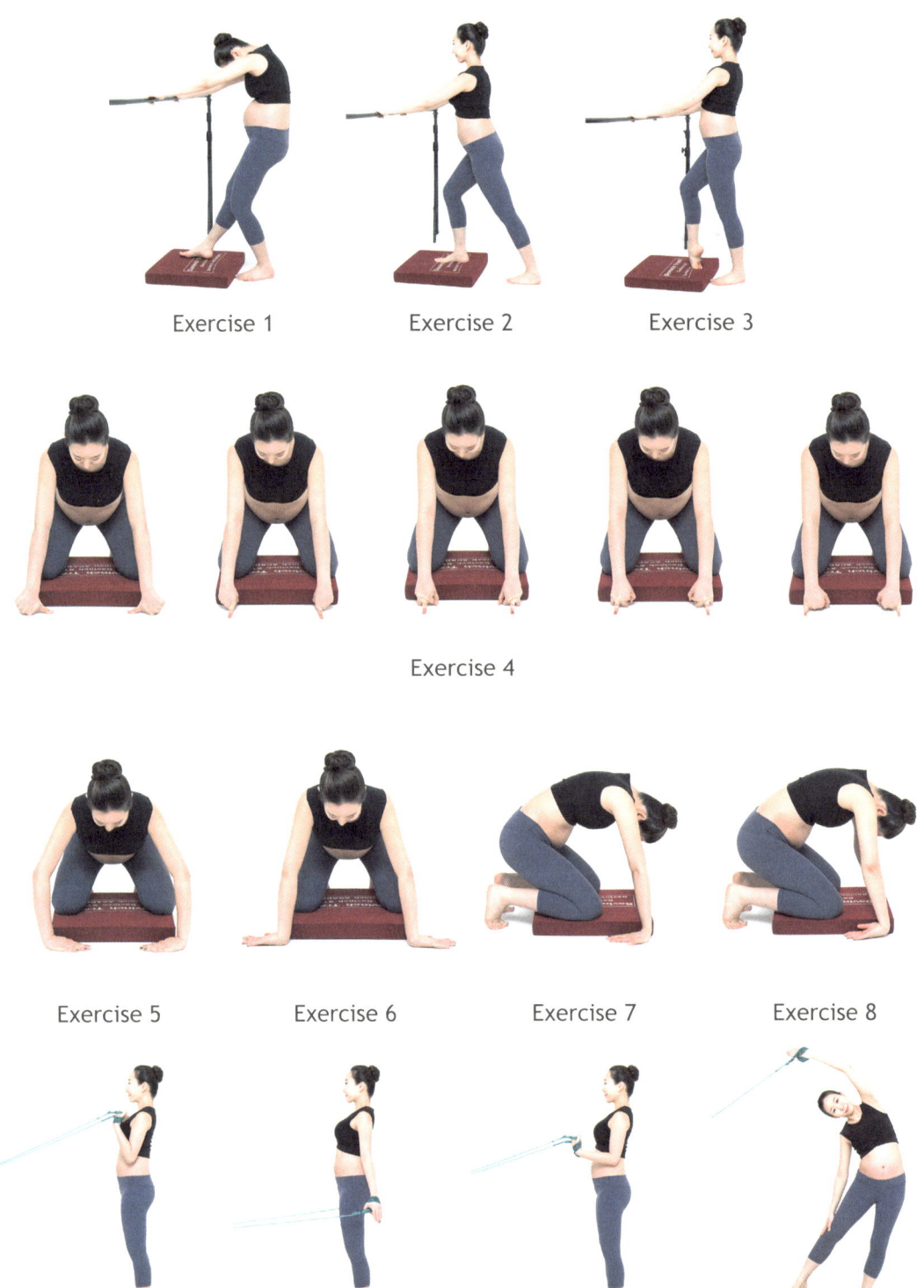

Exercise 1　　Exercise 2　　Exercise 3

Exercise 4

Exercise 5　　Exercise 6　　Exercise 7　　Exercise 8

Exercise 9　　Exercise 10　　Exercise 11　　Exercise 12

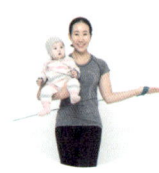

임신에서 출산 후까지
SPS 임산부 운동
Praha Spiral Stabilization

2020년 8월 10일 인쇄
2020년 8월 17일 발행

저　자	김정은
진　행	박미림, 함상용
발 행 인	김성열
발 행 처	다빈치 엑스티

주　소	서울특별시 은평구 증산동 223-28 DMC자이 2단지 상가 404호
	Tel. 02) 322-7687 Fax. 02) 376-1089
E - mail	aricari@empas.com
정　가	20,000원
I S B N	979-11-965701-5-6 93510

- 저자 및 출판사의 허락 없이 내용의 일부를 인용하거나 발췌하는 것을 금합니다.
- 저자와의 협의에 따라서 인지는 붙이지 않습니다.
- 파본이나 낙장은 교환해 드립니다.